Theory and Practice of Narrative Therapy

叙事疗法的理论与实务

赵静波 著

中山大學出版社
SUN YAT-SEN UNIVERSITY PRESS
·广州·

图书在版编目（CIP）数据

叙事疗法的理论与实务 / 赵静波著. -- 广州 : 中山大学出版社, 2025. 2. -- ISBN 978-7-306-08401-9

Ⅰ. R749.055

中国国家版本馆 CIP 数据核字第 20251LQ146 号

XUSHI LIAOFA DE LILUN YU SHIWU

出 版 人：王天琪

策划编辑：姜星宇

责任编辑：姜星宇

封面设计：曾　婷

责任校对：魏　维

责任技编：靳晓虹

出版发行：中山大学出版社

电　　话：编辑部　020-84110283，84110776，84111997，84110779，84113349

　　　　　发行部　020-84111998，84111981，84111160

地　　址：广州市新港西路 135 号

邮　　编：510275　　　　传　真：020-84036565

网　　址：http：//www.zsup.com.cn　　E-mail：zdcbs@mail.sysu.edu.cn

印 刷 者：佛山市浩文彩色印刷有限公司

规　　格：787mm × 1092mm　1/16　　13 印张　　205 千字

版次印次：2025 年 2 月第 1 版　　2025 年 2 月第 1 次印刷

定　　价：49.00 元

内容提要

本书包括叙事疗法的理论和实务两大部分，共10个章节。第一部分侧重介绍叙事疗法的理论，包括叙事的作用、叙事的隐喻、叙事的问题观、叙事的人性观4章，着重阐述故事塑造人生、多元故事、主流论述使问题产生、关系性身份认同这几个重要理念，让读者明白叙事疗法是怎样回答“人生是什么？”“人的问题如何形成？”“我是谁？”这3个人生基本命题的。第二部分侧重介绍叙事疗法的实务，包括解构问题故事、发展支线故事、重建自我认同、看见多维自我、书写生命故事、建构多元人生6章，着重阐述外化对话、改写对话、重组对话、见证对话、制作文件、治疗过程，让读者明白叙事疗法是怎样操作的。叙事疗法的最大特色就是对话和提问，通过一连串的特色提问让来访者实现“人与问题分开”，并“创造多元人生”。书中所有的案例都是著作者在中国这片土地上践行叙事访谈的实例，是叙事疗法在中国的实践应用。

目 录

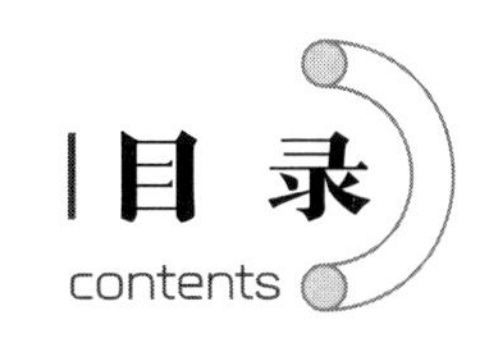

前　言

从2013年开始，我师从美国叙事疗法培训师 Jill Freedman，学习并实践叙事疗法，渐渐地，我的心理咨询与治疗的理念和风格产生了重大的转变。这种转变体现在2018年一次网络培训时与老师的对话中。

当时，美国叙事疗法治疗师 Kevin 正给我们小组进行第一次网络叙事督导，他问我们：是什么使你们准备好来学习叙事疗法的？今天是什么把你们带来学习叙事的？大家的过去有没有什么故事，使你们开始对叙事感兴趣？在诸多心理治疗流派中，你们为什么选择了叙事？到目前为止，叙事疗法如何改变了你们的生命？这一连串的追问，使我们陷入回忆，也令我们深思。当我回答"在工作了20年后，我开始学习和喜欢叙事"的时候，Kevin 老师问我："是什么使你有了这个转变——在从事心理治疗20年后，把叙事疗法当成你自己的主要流派？"

我简短地回答了老师的问题之后，Kevin 老师说了一段令我深刻认同和终身铭记的话："你刚才所说的跟我个人的经历很类似。我接触叙事时，已经用其他流派工作了30年之久，但当时的我对心理治疗已经感到灰心丧意，差不多要放弃了。我觉得用那些心理治疗流派进行工作时，我们对人的尊重不够。我们会在工作中找到问题，分析问题，甚至嘲笑问题。令我特别厌烦的是：我不想做他人生命的专家，我不觉得自己有答案。所以，叙事疗法给了我这样一个机会，允许我尊重来访者。叙事疗法中的'外化'是一个非常有力量的方法，当我们把一个人的问题与这个人分开时，就能够更好地尊重和帮助此人，这样来访者也会开始尊重自己。"

那天晚上的线上叙事小组督导给我的印象极为深刻，我们在聆听 Kevin 老师讲解的过程中，也在思考叙事的特点。在做心理咨询与治疗的时候，作为心理咨询师或治疗师的我们，一直在与问题对话，而不是在跟人对话。

当我们与问题对话时，问题也会跟我们对话，来访者只是坐在旁边而已。当有人问我叙事疗法与其他流派的不同时，我会说“叙事倾听的内容是非常不同的”，叙事可以帮助我们听到意料之外的事情。人们去讲自己的问题故事相对简单，描述就可以了，这是可以预测的。但当我们从倾听问题转向倾听人时，我们不知道接下来会发生什么，它是不可预测的。叙事认为人的力量是在对话中创造出来的，而不是挖掘出来的。叙事观点认为人生有多重生命故事线，人们可以用各种不同的方式来看待他们的生命。叙事疗法不只是一种方法，麦克·怀特（Michael White）说：“把这个学说定义成一种世界观是不是比较好呢？也许吧，可是即便如此，还是不够。也许该说它是一种认识论，一种哲学，一种人的承诺，一种策略，一种伦理，一种生活，等等。”（Lorraine DeKruyf，*An Introduction to Narrative Therapy*，2008）

我的叙事老师 Jill、Gene、Kevin 都与叙事疗法的创始人麦克·怀特一起工作过，我在跟他们学习的时候，他们都多次提到“Michael”，都曾经提到 Michael 说过的话：“我也曾经做过很多不成功的案例，你们千万不要被我在书中所写的例子骗了。工作中的许多案例远远没有书中描述的那么顺利，但没有人愿意读一本全是失败案例的书。”Gene 经常说：“我在做咨询的时候，遇到困难的案例，我会想，此时如果 Michael 在这里，他会怎样做呢？于是就有了不同的视角，也有了思路。”麦克·怀特对我来说，是熟悉的陌生人。说熟悉是因为经常听到老师们说“Michael”，在读他的著作的时候，总有种似曾相识的感觉；说陌生是因为我从来没有见过他，不过，叙事疗法有一种对话叫作“重组会员”，我早已把 Michael 重组在我自己的内心世界里了！

麦克·怀特的专著《叙事疗法实践地图》，我反复读了若干遍，每次阅读都有新的收获。他在这本书的前言中写道：“一生对地图的迷恋，使我把它看成了一种隐喻，帮助我理解工作时人们向我咨询的一系列担忧、困境和问题。当我们一起坐下来时，便开始了一次目的地不明确、路线也不确定的旅程。途中可能会经历一些特别美丽的路线，到达未知的港湾。而当我们到达这些目的地之后，又将踏上新的旅程。与其他地图类似，（叙事疗法实践地图）可以作为旅行的指引，我们可以像运用其他地图一样，在和来访者一起探索生活中的困境和问题时，找到旅行初期的未知之路，也有助于人们理解‘条条大路通罗马’的道理，可以对各种路线更熟悉。这些地图是我多年来，在向别人解释我发明的治疗性对话的过程中形成的。”这段清晰朴实的语言，让我对叙事隐喻以及叙事疗法注重创造人生的更多可能性等重要理念深深认同。

对于叙事的实践，我经历了从生搬硬套到游刃有余的过程。起初学习叙事之后，我很想应用，在咨询中，或许是自己的咨询习惯使然，或许是原来学习的流派烙印太深，或许是没有真正理解叙事的精髓，用了一些叙事的问话后，就不知道该怎么做了，只好又回到自己原来的咨询习惯里，咨询也就变成了叙事与其他流派混用的状态。随着我不断实践，不断学习，不断反思，渐渐地，当我进行叙事访谈的时候，很多人都惊叹不已，用“太神奇了”“太震撼了”“太不可思议了”等词汇表达他们的心情。跟着我学习的咨询师说：“原来叙事这么快就能走得很深，同时来访者又十分舒服，像是他们自己努力的结果，是既深刻又润物无声的疗法！”从生搬硬套到游刃有余的过程，我经历了 10 年。10 年的叙事之旅，是我的心理咨询和治疗理念与实践发生重大转变的 10 年，也是我的人生观和世界观发生重大转变的 10 年，更是我的人际关系和生命质量发生巨大转变的 10 年，可以说，学习叙事的过程，也是自我疗愈的过程。

本书包括叙事疗法的理论和实务两大部分，共 10 个章节。第一部分侧重介绍叙事疗法的理论，包括叙事的作用、叙事的隐喻、叙事的问题观、叙事的人性观 4 章，着重阐述故事塑造人生、多元故事、主流论述使问题产生、关系性身份认同这几个重要理念，让读者明白叙事疗法是怎样回答“人生是什么？”“人的问题如何形成？”“我是谁？”这 3 个人生基本命题的。第二部分侧重介绍叙事疗法的实务，包括解构问题故事、发展支线故事、重建自我认同、看见多维自我、书写生命故事、建构多元人生 6 章，着重阐述外化对话、改写对话、重组对话、见证对话、制作文件、治疗过程，让读者明白叙事疗法是怎样操作的。叙事疗法的最大特色就是对话和提问，通过一连串的特色提问让来访者实现“人与问题分开”，并“创造多元人生”。

澳大利亚是叙事疗法的发源地，本书是叙事疗法在中国的实践应用，书中所有的案例都是我在中国这片土地上践行叙事访谈的实例，这可以说是对叙事疗法本土化的一种尝试吧！但是，我知道这样的本土化工作还远远不够，中国的传统文化博大精深，深入中国传统文化精髓的叙事本土化，是非常必要的，而且是非常有价值的。我想以本书作为一个开端，继续探索叙事疗法在中国的本土化，创造属于我们每一个人或者每一种文化可以去独特发展的叙事，我尝试着，努力着，期待着！

赵静波

2024 年 5 月

第一部分

理　论

第一章　故事塑造人生——叙事的作用

故事，而非真实，塑造了我们的人生。每说一次故事或重说一次故事，这个故事都是新的，容纳且扩大了前一个故事。生命是由故事承载的，我们透过故事而生活。人们把自己的经验说成故事，进而赋予自己的生活和关系以意义。

人们来寻求心理咨询师帮助的时候，带着充满问题的故事。他们的思维和体验是在故事里发生的，并将随着故事的改变而变化，一个人的心理特点反映着他在当下故事里的状态。叙事疗法不会将焦点放在问题的表现上，原因是我们更想邀请人们离开问题故事，使之拥有自己的能力和知识，并借此找到解决办法，使人们有能力驾驭自己的人生。

一个关于叙事访谈的小故事

在一次培训中，我带领学员进行“挖掘生命故事”的练习。练习进行到访谈步骤时，我请学员两人一组进行练习，我对访谈者的指导语是：“首先，请回忆，在你的人生中，一段可以删去的不大重要的经历。之后，针对你的伙伴觉得不重要的可以删去的故事，用尊重、透明和好奇的态度，用欣赏和赞美的语言进行提问。”记得当时有 90 多位学员，他们听清楚我的指导语之后，就开始两人一组进行访谈。

坐在离我讲台最近的第一排的两个人，我开始并没有注意他们，后面被他们不断提到的“无聊”这个词吸引，于是我停下来关注他们的对话。被访谈者是一位四十几岁的中年男性，他给自己那段可以删去的不重要的故事取名为“无聊的夏天”，他的搭档也是一位中年男性，他们的对话是这样的：

访谈者A：你说说那个夏天怎么无聊？

被访谈者：我记得那个夏天好热啊，蛐蛐不停地叫，爸妈上班去了，只有我和弟弟在家，真的好烦啊，好无聊啊！

访谈者A：听你这么一说，还真是好无聊啊！

被访谈者：是啊，现在想起来都觉得无聊，那种燥热和蛐蛐的叫声，真的令人很难耐。

访谈者A：嗯，我在想，我6岁时的夏天也是这样的，真是无聊啊！

被访谈者：唉，那段无聊的记忆。

他们的对话中充满了“无聊”，在不断被重复的“无聊”中，他们的谈话也显得很单薄。当时我要求的练习时间是10分钟，他们这样的谈话持续了近5分钟。接下来，我作为访谈者B，开启了下面这段对话：

访谈者B：我听到你把那段记忆取名为“无聊的夏天”，请你回忆一下，在那个夏天里，你现在还能记起的一件印象比较深刻的事，好吗？

被访谈者：嗯，让我想一想，记得那个夏天好热啊，蛐蛐不停地叫，爸妈上班去了，只有我和弟弟在家，我们每天都会去捉蜻蜓、捉蚂蚱。

访谈者B：噢，你和弟弟两个人，弟弟比你小几岁啊？

被访谈者：弟弟小我2岁。

访谈者B：你们每天去捉蜻蜓和蚂蚱，一般是谁先捉到呢？

被访谈者：基本都是我先捉到，因为弟弟太小，才4岁。

访谈者B：你先捉到蜻蜓和蚂蚱时，弟弟有什么反应呢？

被访谈者：我现在还记得弟弟当时的表情，他每次都会很兴奋地跳起来，竖起大拇指，大声喊：“哥哥好棒！”

访谈者B：现在回想起弟弟当时的表情和语言，你的感受如何呢？

被访谈者：我感觉很开心。而且，赵老师，告诉你，那时我们没有工具用来捉蜻蜓和蚂蚱，我要自制工具。

访谈者B：哦，自制工具，你才6岁就会自制工具，很了不得啊！能告诉我，当时你是怎么自制工具的吗？

被访谈者：我当时就用柳条做工具，把很多柳条整齐地排在一起，然后把它们绑起来，绑成类似扫把的形状，用这个类似扫把的工具来拍，就省力多了，基本上一拍就能拍到一只蜻蜓或者蚂蚱。

访谈者 B：哦，听起来这个扫把工具还真的很有用。请问在 6 岁时，你就能自制工具，对你后面的人生有什么影响吗？

被访谈者：你如果不问，我从来没有想过这个问题，经你这么一问，我想起来了。你别看我是西北大汉，长得高高大大的，但是，熟悉我的人都知道我心灵手巧，我会做很多手工。但我从来没有把心灵手巧跟那个夏天连在一起。现在你这么一问，我觉得就是从那个时候开始的，我不仅自制工具，还制作了很多装蜻蜓和蚂蚱的篓子，各种形状都有。记得小时候搬家，我很想带着那些小篓子，但是要搬走的东西太多了，爸妈不让带，当时又没有相机，我是流着泪告别那些小篓子的，很怀念。

访谈者 B：哦，现在听起来越来越有趣了。

访谈到这里，被访谈者愣着沉默了一会儿，然后开始下面的对话：

被访谈者：赵老师，你在给我洗脑吗？

访谈者 B：此话怎讲？为什么说我给你洗脑呢？

被访谈者：因为在你提问之前，我对那个夏天的记忆就是“无聊的夏天”，很难耐。但是，你这样访谈之后，我不但不觉得无聊了，反而觉得很有趣、很有意义，而且，对我后面的人生乃至我的性格特征都有影响啊！

我特别喜欢讲这个故事。这个故事很短，但是，对被访谈者的影响很大，也给我留下了深刻的印象。短短几分钟的访谈，就改写和重构了被访谈者在那个片段的生命故事。前后两段访谈，都是针对被访谈者 6 岁时的夏天的故事，但是，不同的提问所引出的故事以及带来的效果差异很大。

像这样的小故事还有很多，我每次都会被应用叙事访谈后引出的来访者的精彩故事以及透过故事展现的人生所感动，由衷地为来访者喝彩。也正是这样一个又一个的访谈，以及通过访谈揭开的来访者独特、精彩而又富含意义的生命故事，使我不断为叙事访谈的作用和魅力所折服。

一、什么是叙事?

哲学家萨特说过：人类一直是说故事者，人们总是活在自身与他人的故事中。人们也总是透过这些故事来看一切事物，并且以不断重新述说这些故事的方式生活下去。可以说，故事创造一种世界观，一种人生价值。

1. 叙事的定义

“叙事”（narrative）的拉丁语本意是指行为和具有连续性的体验，比较清晰的一种表述是：叙事是为了告诉某人发生了什么事的一系列口头、符号或行为的序列。关于叙事，有各种各样的表述，如叙事是“我们解释世界的源泉”，叙事是“人们理解自我生活和经历的方式，我们一直在故事中游弋”，叙事是“记述或设计以表达所发生的事情的前后联系的例子”，等等。

2. 故事的力量与意义

正像前面讲到的“无聊的夏天”这个故事一样，故事具有真实的影响力和意义，概括起来主要包括以下四个方面。

第一，故事承载了意义，故事有真实的影响力。哪怕是人生几十年前的故事，当我们掀开尘封的往事的时候，故事中承载的意义仍然会浮现出来，正如当事人所说：“在你提问之前，我对那个夏天的记忆就是‘无聊的夏天’，很难耐。但是，你这样访谈之后，我不但不觉得无聊了，反而觉得很有趣，很有意义，而且，对我后面的人生乃至我的性格特征都有影响啊！”

第二，不同的故事承载着不同的意义，对人的生活产生不同的影响。来访者前来咨询的时候，会带来各种各样的问题故事，如学生带来学业、就业、情感恋爱等问题，成人带来工作、人际、家庭纠纷等问题，当我们带着好奇和尊重，跟来访者进行访谈的时候，就像“无聊的夏天”这个故事一样，不同的故事所承载的不同意义，就会慢慢浮出水面，成为对来访者很有影响力的故事。

第三，被丰富述说的生命故事充满了产生新影响的可能性。“无聊的夏天”这个故事之所以会出现后面的意义和影响力，其基础是前面通过提问创造了一个空间，令被访谈者能够充分诉说，如“你先捉到蜻蜓和蚂蚱时，弟弟有什么反应呢？”“现在回想起弟弟的表情和语言，你的感受如何呢？”“能告诉我，当时你是怎么自制工具的吗？”通过这些提问，当年的故事就有机会被丰富诉说，新的影响由此产生。

第四，我们都参与和撰写彼此的故事，在此过程中，我们相互造就了彼此以及自己的世界。“无聊的夏天”这段访谈结束的时候，被访谈者问道：“赵老师，你在给我洗脑吗？”这句话表达了这个对话对他的巨大影响，同时，在这个对话中，我也感受到叙事访谈的作用和魅力。短短几分钟的访谈，改写和重构了被访谈者在那个片段的生命故事，也让我对叙事疗法多了一层认识和理解。可以说，通过这个过程，被访谈者和访谈者加深了彼此对于叙事疗法作用的认知，给彼此的内心都留下了浓墨重彩的一笔。

3. 我们透过故事而生活

一位叙事咨询师曾说：“别人告诉我们的有关我们自己的故事，以及我们自己告诉自己的故事，构成了我们的生活。”叙事疗法的基础是，所有人都透过故事了解自己及其生存环境。我们在诉说自己的生命故事以及转述他人故事的同时，都在形塑我们对世界、对现实的认知。也就是说，故事是生活的重要参考架构。故事不单只是描述我们所看见的、所体验的，同时也建构着我们的所知、所看和所感。人关于生活的故事决定了其所想表达的经验的意义，所以，故事也构成或塑造了人的生活。人在活出这些故事的同时，其生活和关系也随之发展和改变。人关乎自己生活的故事，不只决定了其自身经验的意义，也决定了其要选择生活经验的哪些方面来赋予意义。

曾经有一对夫妻带着孩子来找我，他们认为自己正在读初二的儿子有心理问题。他们下了很大的决心，对我说：“即使用药我们也愿意，一定要把孩子的病治好。”刚进咨询室的门，当着孩子的面，母亲就开始说：“我的儿子撒谎成性、目中无人、死不悔改、自私自利……”这位母亲不停诉说她眼中孩子的种种不是。听到这儿，我先让孩子到另外一个房间休息等候，然后对这位母亲说：“你还有多少词可以用在自己儿子身上呢？”母亲没有理会我的问话，还接着数落孩子的不是。我打断她之后问：“你能告诉我孩子的特点吗？”这对父母不加思索地回答：“自私，总是跟弟弟争东西、争玩具。”我又问：“你们的儿子有什么优点呢？”两人又异口同声地说：“没有，什么优点都没有。”这对父母无疑选择了孩子在他们眼中的缺点来给孩子贴标签、下定义。

而当我跟孩子进行访谈的时候，孩子非常有礼貌，讲了一些具体的实例让我理解他的爸爸、妈妈对他的评价，然后流着眼泪说：“他们从来不听我说，只根据表面和他们的理解来批评我。”之后，我跟这对父母深谈了好长时间，告知我对他们儿子的评估结论是“你们的儿子目前没有心理问题”。他们愕然了，那是怎么回事呢？在他们的眼里，孩子满是问题。他们很着急，想要纠正孩子的问题。无疑，他们是爱孩子的，但是，他们的爱却以伤害的方式表达出来。

对这个家庭做工作，我们不能只对这个男孩进行咨询，更主要的是对父母进行工作。因为父母述说的关于孩子的故事，都在不断加强他们自己对于孩子的认知，更重要的是，这会形塑孩子对世界、对现实、对自我的认知。父母片面地描述孩子，同时在建构孩子的所见、所闻、所思、所想。在这样的家庭环境下，如果不对父母的行为加以适时纠正，在父母这样的话语和态度的影响下，这个孩子真的可能活出父母所说的人生故事来。

二、什么是叙事疗法？

1. 叙事疗法的定义

叙事疗法（narrative psychotherapy）是以故事叙说的方式，将生活中人与人之间发生的故事置于治疗过程的中心，通过心理咨询师的引导性提问，通过外化对话、改写对话、重组对话以及支撑性对话等过程，鼓励来访者探索内心，从自己的故事中重新诠释生命的意义，从而建构自己渴望的生活，并获得身心的改变。

叙事疗法以故事的叙说为主线，每个故事都是一个叙事，但叙事并非都是传统意义上的故事，相比之下，它具有表达内容和方法上的多样性和复杂性。叙事是人们为自己的经验寻找意义的实现方式。叙事的功能在于了解生命的意义，并且在日常生活中，通过点点滴滴的行动来实践。它给人们提供了解过去生命事件以及计划未来行动的架构，其重要性在于彰显人类存在的意义。

2. 叙事疗法的创始人

叙事疗法是后现代心理治疗方法中的一个主要类型，该疗法以故事诉说为主线，运用各种特色提问让求助者对内在生命故事进行回忆和重塑，从而建构丰富而多元的内在世界。公认的叙事疗法的创始人是澳大利亚临床心理学家麦克·怀特（Michael White，1948—2008）（图 1-1）和新西兰的大卫·爱普斯顿（David Epston，1944—）（图 1-2）。

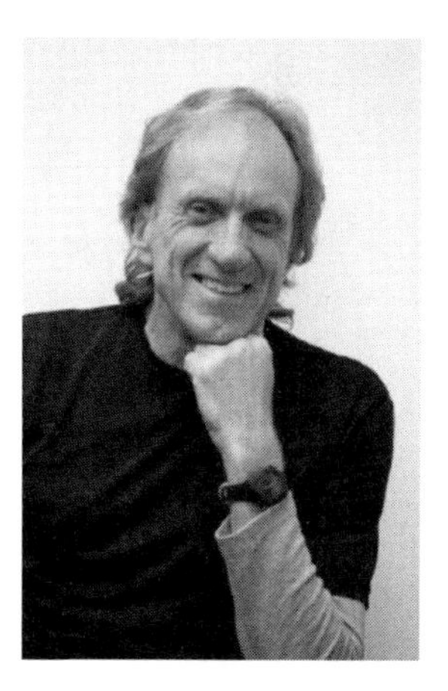

图 1-1　麦克·怀特

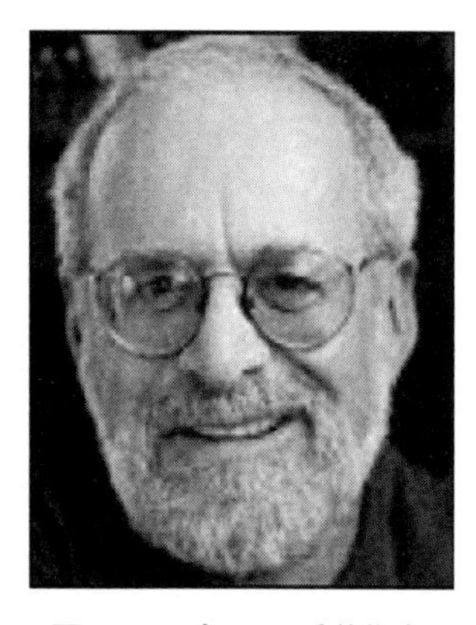

图 1-2　大卫·爱普斯顿

他们于 20 世纪 80 年代提出叙事治疗理论，90 年代，他们的代表作《故事、知识、权力：叙事治疗的力量》一书在北美发行。他们系统地阐述了叙事疗法的观点和方法，使叙事心理治疗逐渐走向流行。

三、生命需要诠释

依照社会建构论（social constructionism），意义是由人与人之间的互动与对话产生的，这些意义并不局限于头脑，也不存在于个体的心灵之中，而是存在于不断变化的故事中。因此，诠释性对话会带出“意义”，带出一段“故事”，咨询师可以从中发现来访者是如何建构自己的故事及其意义的。诠释是叙事疗法非常重要的概念，我们通过一个案例来说明诠释及其作用。

案例：我要回学校上学

明轩（化名）正读初三，还有两个月就要参加中考。但是，他却不肯上学了。无论父母、亲戚和老师怎样劝导，他就是不肯上学。家长很着急，带他去了几个咨询机构，咨询多次后，他仍然不肯上学。他的爸爸、妈妈找到我时说：“赵老师，如果在您这里咨询后，他还是不去上学，我们就放弃了！”

第一次咨询时，他们一家三口是一起来的。父母坐在长沙发上，儿子坐在单人沙发上。我进来后坐在另一张单人沙发上。父母看起来像经过训练一样，静静地坐着一言不发。我走进去，看了一下这一家人，微笑着问道：“谁来介绍一下你们这个家庭？”孩子先开口了：“我们一家三口，爸爸、妈妈和我。”当时我有点诧异，觉得眼前这个孩子有点与众不同。在我的经验里，跟不肯上学的孩子进行交谈，谈起话来一般十分费力，就像挤牙膏一样。但这个孩子却不一样，他主动说话，而且说得非常清晰。

我们非常顺畅地聊了20分钟左右，他很专心，而且他的表达一直自如流畅，当时我的感觉非常好，我好奇地问他：“此刻你感觉怎样？”他回答：“还可以！”这让我有些诧异，我预期他的回答是“感觉很好”，但是，他的回答却是“还可以”。我接着问：“你觉得我理解你了吗？”他说：“理解了一部分。”我接着问：“没理解的那部分是什么呢？”他指着他的父母，说：“我们家三口人，互不理解。”那一刻，我知道他想把咨询的重心放在家庭上，但是，对于一个还有两个月就要中考的学生来说，当务之急是他的学业问题。而且，在开始咨询的时候，他们一家人表达来咨询的目的是尽早上学。因此，我试探着说："我理解你想要谈谈家庭，我们后面有机会谈这个部分，目前阶段我们还是向着你们来咨询的目标来谈，好吗？"他很认同地点点头，我们继续谈他的初中生活。

经过两次咨询，我了解到明轩初中时经历的一些重要故事。小升初的时候，他进入当地排名第二的学校，他自己很满意，上了一个学期，跟同学的关系非常好，他很喜欢那个学校以及学校的老师和同学。但是，妈妈望子成龙心切，觉得孩子应该在最好的学校，受到最好的教育，于是她颇费周折，把孩子转到当地最好的学校。初一下学期他就要到另外一所学校就读了。他自己十分不情愿，妈妈动员了家里所有的亲戚做他的工作，他最终不得不同意了。可是他到了新学校之后很不适应。对他来说，学校是陌生的，老师是陌生的，同学也是陌生的。在新学校已经就读一个学期的同学们，他们彼此之间已经很熟悉，只有明轩一个人是陌生人。明轩主观上感觉总是不能融入新的班集体。

从初一下学期开始，周日晚上要回学校的时候，明轩经常以身体不舒服如肚子疼为由，错过去学校的时间。在他突然感觉"身体极端不舒服"的时候，父母急忙带他去医院，一番检查之后，却没有发现任何问题，医生说："先带回家观察一下吧！"当他们回到家的时候，明轩一切安然无恙，在家待两三天后就可以去上学了。在初一下学期到初三上学期这两年时间里，这种状况经常发生。但是，这次的状况有些不同，初三下学期已经开学两个月了，他仍然不肯上学。

我了解了上面这些情况，在第二次咨询快结束的时候，我说了这样一段话："听了你的诉说，我仿佛看到一个少年，背着一个大书包，步履蹒跚地往前走，很吃力，很不容易。他一边向前走，还一边向后看。他很想回到原来的学校，跟原来的同学在一起。可是，他知道妈妈是为他好，虽然他一直不喜欢、不情愿，但是还是在向前走。一直在坚持，坚持了两年。现在离终点还有两个月，他停在了原地。如果继续停在原地，几个月后，他还是要回到不喜欢的学校重新读一年初三。如果他能像前面两年，虽然不情愿，但后面还是能坚持去上学并参加中考，他很有可能跟原来的同学一起考上同一所高中，告别现在的学校和老师。”

在我说这段话的过程中，我发现明轩由开始很随意地坐着，到若有所思地坐直，再到把眼镜取下来认真思考，他的神态和姿势在不断变化。咨询结束，他们一家三口离开了。之后的第三天，明轩的爸爸高兴地打电话给咨询中心助理，说：“明轩上学了！”我们都非常高兴。他爸爸很不解，问儿子：“你为什么突然要上学了？”明轩回答：“赵老师的话使我想上学了。”爸爸问：“赵老师说了什么？”明轩没有回答。爸爸、妈妈虽然对于他突然要求上学有些不解，却十分开心，高高兴兴地把孩子送到学校。

中考结束后，他们一家三口来见我，我也好奇地问明轩：“能告诉我，当时是什么促使你去上学的吗？”他笑着说：“您的话让我想上学了！”

或许这就是诠释的力量吧！在来我这里咨询之前，所有的人对于明轩的印象是“不上学的孩子”“有问题的孩子”“不能坚持的孩子”“不上进的孩子”……在了解了他的初中经历后，我对他说“一直在坚持”“坚持了两年”“步履蹒跚地往前走”“很不容易”等，这些话让明轩有机会看到自己的另一面，看到前两年的自己，他的内心似乎被融化了，他为自己感动，于是有了后面要求上学的意愿和行动。

麦克·怀特对于叙事疗法的核心概念“生命故事”的解释是：“人类是诠释的动物——在诠释生命经验这方面，我们扮演着主动的角色。这意味着对经验的诠释必然涉及认知架构，此架构提供经验背景，而人要从中归纳意义。故事通过认知架构得以形成。诠释过程所创造的意义影响了我们的生活、行为和在生活中采取的行动。”（Michael White, *Externalizing Conversations*, Adelaide：Dulwich Centre Publications）

在这个对于生命故事的解释中，麦克·怀特运用了后现代主义（Post-modernism）对于诠释的解读，即诠释意味着人们并非依据生活的本来面貌理解世界，而是通过先入为主的观念理解世界。这些先入为主的观念来自过去的主观经验，并构成了人们的想法，而且受到生活情境中的道德规范的强烈影响。好的故事不仅可以治疗心理疾病和精神创伤，而且可以从中找到自信和认同，透过令人愉悦和感动的隐喻故事，我们可以重新找到面对烦恼的方法，正视我们的过去，并且找到继续努力和正向发展未来的深层动机和强大动力。

明轩的例子就是一个关于诠释的很好例证，明轩的爸爸、妈妈、亲戚和老师们通过“孩子就应该坚持上学”这个先入为主、理所当然的理念来理解他的行为，对于明轩的印象是“不上学的孩子”“有问题的孩子”“不能坚持的孩子”“不上进的孩子”，都来“规劝”他。但是，我透过他初中的求学经历，重新诠释他未被看到的部分，用“步履蹒跚地往前走”“一直在坚持”“坚持了两年”“很不容易”等言语，让明轩从中找到自信和自我认同，透过“一个少年”的隐喻故事，明轩被感动了，明轩重新找到面对困扰的方法，正视自己的学业，找到了继续努力和向着未来正向发展的深层动机和强大动力，发自内心地想上学。每个人都有自己独特的阐释和建构生活意义的方式，关键在于是否被看到或被发掘。人们不可能完全了解客观世界，所有对客观世界的“知”都是通过诠释去赋予意义的。

四、叙事咨询师的态度

叙事疗法非常重视咨询师的态度，即在咨询室里，咨询师以怎样的态度与来访者互动，是决定咨询效果的重要基石。咨询师应带着尊重的态度，避免标签化、概括化的描述，这意味着要放下全知的态度，了解自己的所知有限——即使当事人把我们视为专家，并期待我们表达想法。透过好奇，颠覆咨询师主导模式，叙事咨询的目标之一是解构，即创造对话空间，颠覆支配的权利关系模式。首先，咨询师必须带着好奇的态度进入咨询室，可以从外化问题故事开始，帮助来访者与问题拉开一段距离。事情有不同的发展可能性，可给予来访者形塑支线故事的空间，削弱主流故事对他的影响，也可以通过重要他人来支持支线故事的发展。接下来我们通过一则“关于‘孤独’的对话”，来体会叙事咨询师的态度。

关于“孤独”的对话

“孤独”这个词很好理解，每一个人都熟悉它。当一位来访者来到咨询室，跟咨询师说“最近我很孤独”时，接下来我们应该怎样回应呢？如果对来访者没有充分的好奇和透明的态度，咨询师则很可能用自己对于“孤独”的理解去对话来访者的“孤独”，其结果往往南辕北辙，甚至令人啼笑皆非。为什么会这样呢？我曾经采访过很多人：“你对孤独是怎样理解的？”得到的答案有很多，有人说：“孤独是身边没人，只有我一个人，没有伴儿。”有人说：“孤独是周围有很多人，但是，没有人理解我。”有人说：“孤独是很难耐的体验。”有人说：“孤独是内心的悲凉。”有人说：“孤独是一种自由自在的体验。”有人说：“孤独是一种超然的感受，可以跟自己在一起。”……凡此种种，不一而足。

如果一位咨询师对于孤独的理解是“孤独是一种自由自在的体验”，而来访者对于孤独的理解是“孤独是周围有很多人，但是，没有人理解我”。此时的情境是，对于大家都熟知的“孤独”，咨询师和来访者的理解迥异。如果这时咨询师对来访者的态度不够好奇和透明，不去询问来访者对于“孤独”的理解，而是把自己内在的理解视为“理所当然”，则可能用很惬意的表情和言语对来访者说：“你经常处在自由自在的世界里，真的很好啊！”当听到咨询师这样回应时，来访者会感觉莫名其妙，他会想：“我明明被孤独折磨得很难受，这位咨询师怎么说‘自由自在’呢！”可想而知，后面咨询师与来访者的谈话就会像两条平行线，各自在自己理解的范畴里，谁也不理解谁，咨询的效果不会好。

上面的例子足以说明，在咨询中营造尊重、透明和好奇的氛围是咨询师的基本任务，这也是叙事疗法非常重要的理念和要求。

（一）尊重与希望

尊重是叙事咨询师最普遍的特质之一，也是打开来访者内心世界的一把钥匙。发自内心的尊重，本身就是咨询起到作用的一个关键因素。

访谈片段

咨询师：我真的希望这个访谈对你有帮助，但我不知道做什么能对你有帮助？

来访者：我也不知道，我觉得这个访谈对我来说无所谓。

咨询师：你有那么一点点在乎吗？

来访者：有。

咨询师：如果有一点点在乎的话，怎样的一点点会对你有点帮助呢？我们可以做些什么能对你有一点点帮助呢？

众所周知，对于被动的来访者，如被家人、老师、辅导员等拉来的人，咨询是很难开展的。在上面这样的访谈中，咨询师的话有趣而巧妙，又充分显示了咨询师对来访者的尊重，同时也表达了咨询师的希望。

在叙事疗法中，咨询师常常问这样一句话："我可以问你几个问题吗？"提问在心理咨询中被认为是司空见惯和理所当然的。但叙事咨询师却会真诚地询问："我可以问你几个问题吗？"得到来访者的允许后，他们才开始提问。因此，叙事疗法是一种对来访者绝对尊重并带着希望的咨询方式。叙事咨询师对于问题的改善和解决保持乐观的态度，相信解决的方法就深植于来访者自身。

我们可能认为，来访者前来求助是因为他们缺乏解决问题所必要的知识和能力。但是，叙事疗法认为，来访者不习惯把自己看成面对自己问题的"专家"。特别是当来访者陷入麻烦的时候，他们很少有机会去回顾、诠释和评估生活中经历的点点滴滴，很少被要求去检视自己的行为动机或后果。为了增进叙事疗法的效果，咨询师应将来访者视为拥有丰富知识，却尚未受到充分鼓励去发掘自己和了解问题的有能力的个体。如果我们带着这样的视角，就能够唤起来访者自身丰富的生命资源，并透过关系去表达对来访者的尊重。

学习叙事疗法的人会有一个感受，即叙事的提问跟平常的说话差异较大。的确是这样，叙事问话确实不是日常生活中的常用问话，来访者会感觉不大熟悉，有时不大理解。所以，我们在展开叙事问话前，要用尊重的态度，先对来访者说："接下来我会问你几个比较奇怪的问题，你不是那么熟悉的问题，可以吗？如果不理解的话，请直接告诉我。"在一开始咨询的时候，我们就先跟来访者讲明白，说明可能有他不大理解或熟悉的问题，让来访者事先有准备，我们提问时就可以更加自如。

（二）好奇与透明

要进入来访者的世界，咨询师的好奇与热情是不可缺少的。如果咨询师带着一种“天真的热情”或“谨慎的无知”，则可能会从来访者身上了解到更多的信息。这样的态度向来访者传达着“虽然我不了解你的世界，但我带着热切的好奇，想要探索”。

叙事疗法强调对来访者保持好奇，想知道来访者还可能成为怎样的面貌。这不是普通的好奇心，而是一种对于事情可能变成怎样的好奇。后现代哲学家福柯认为：“好奇心会让人去‘关心’，让人在乎已经存在与可能存在的事物，准备好寻找周围陌生而独特的事物，不断地突破熟悉的范围，热切地抓住正在发生或已经发生的事。”

提问是叙事疗法的特色，也是叙事咨询师的显著风格，但我们不能流于“审讯”式问话。叙事的提问不是为了证明咨询师的“已知”或强化咨询师的专家位置，而是真诚地想要了解来访者的内在世界。咨询师保持好奇，透过提问，在咨询互动的过程中为来访者创造更多的可能性，让来访者经验新的自我。

我的老师 Kevin 谈起与麦克·怀特在一起度过的时光，他说：“Michael 的世界最吸引我的就是他的无尽的好奇心，他是那种积极的人，对很多在我们看来很小的事情都抱有好奇心；他是一个很活泼的人，他深深相信，每个人的内在都有一些很愉悦的东西，只是没被发现而已。”

对来访者保持好奇，可以体现在以下六个方面。

第一，相信每个人的人生都可以创造很多的可能性。在咨询室中，咨询师确实尊重来访者，从来访者的角度去体验，并且让来访者知道自己被理解了。咨询师要有“来访者的生活中有很多可能性”这样的牢固信念，有了这样的信念，当在咨询师这个位置上时，随之而来的好奇心，可以帮助咨询师提问，在咨询互动中，有治疗性和帮助性的情境就会发生。

第二，对于来访者来寻求叙事咨询表示好奇。作为叙事咨询师，必须放下从前学过的知识，要将自己置于去中心化的立场。当访谈开始的时候，咨询师带着好奇心开始提问：是什么让你准备好了来到这里？有些来访者对叙事有些了解，会说：我觉得我已经有了对生命问题的答案，我不需要一个专家来给我答案了。也有些来访者认为过去的咨询没有给他们带来什么改变，他们一直都是那个样子。对于这样的来访者，可以从开始就引导他/她用不同的方式来看世界，从一个小问题开始提问和工作。

第三，对于来访者已经采取的对策好奇。可以这样提问：你的问题可以用哪一个简练的词来形容？你已经采取了哪些步骤去处理问题？你认为已经采取的步骤重要吗？如果你继续采用这些步骤的话，结果会是怎样的呢？

第四，对于来访者的行动及其意义好奇。帮助来访者去开启思考之门：什么对他/她是有意义的？什么是有价值的？可以从这样的问题开始：这个行动的过程是怎样的？这个行动对你意味着什么？咨询师的任务是保持好奇心。当我们保持住一份好奇心的时候，好的问题便会接踵而来。

第五，对于来访者的问题反复发生表示好奇。当在咨询中帮助来访者发展支线故事的时候，有时又会回到问题故事上面来。此时，我们首先要思考的是：咨询师的脑子里有哪些论述在起作用？所谓的咨询成功，不是来访者没有问题——这是非常不现实的。有时候我们希望像治疗发烧一样，想来访者赶紧“退烧”，但心理咨询工作并不是这样的。对心理治疗工作要有现实的期待：我们发展的偏好故事是去对抗问题、夺取自主力量的，但问题还是存在的。有时问题走开了，有时问题又会回来；有时问题离我们远一些，有时问题又会如影随形。我们要允许问题回来，并在问题回来时保持好奇心——为什么问题这时候回来了？——而不是觉得有威胁。

第六，对于要发展的支线故事保持好奇。所有的叙事咨询师都应该去询问来访者：我们现在谈的是对的事情吗？是你想要努力达到的吗？是你的梦想和希望中的一部分吗？通过这些问题与来访者进行核对。

透明，指的是咨询师要放下自己对常用词汇的理解，把自己当成初生的婴儿一样，去好奇来访者对于其所说的词汇和所描述的场景的理解。解构是推翻颠覆理所当然的现实与做法的过程，在麦克·怀特的专著《故事·解构·再建构》一书的封面上，有这样一句话：“治疗，是将熟悉的事物陌生化，让来访者看见更喜欢的自己。”说的就是叙事疗法里“透明”的重要性。正像前面那个“孤独”的例子一样，每个人对于孤独都有自己的理解，这些理解是不同的。在咨询中，如果来访者说到一个词，咨询师马上用自己的理解去跟来访者对话，则很可能不是来访者所表达的意思。我们要将自己熟悉的词汇“陌生化”，去好奇来访者究竟想表达什么，把来访者的表达询问出来是最重要的，最贴近来访者的。

例如，来访者说：“这段时间我感到很伤感。”听了来访者这句话，我们首先要做的是什么呢？有的咨询师会问：“为什么伤感呢？伤感的原因是什么？”有的咨询师会问：“伤感从什么时候开始的？有多长时间了？”有的咨询师会问：“伤感给你带来了什么？伤感对你来说，意味着什么？”等等。其实，当来访者说“这段时间我感到很伤感”时，最贴近来访者的问话是：“能否跟我描述一下，当你感到伤感时的具体状态？在什么情境下有伤感的感觉，当时的内心体验是怎样的？”当我们知道了来访者所描述的伤感情境和状态之后，才会明白他所说的“伤感”究竟是指什么。这样，咨询的方向就不会偏离到咨询师对于“伤感”这个词的理解方面，也就不会让来访者觉得有距离感，这样在咨询中咨询师就创造了一个空间——能让咨询师和来访者共同看清来访者“伤感”的空间。

（三）共商和共同创作

叙事咨询师不相信只存在一种最好的生活方式，我们无法确定什么对来访者是最好的。咨询是两个有着独特文化背景的个体在互动中产生意义的过程。咨询师要时刻警觉是否将自己的价值观强加于来访者身上。叙事咨询师不能将自己置身于一套世界应如何运行、人们应如何生活的“真理”之中。因此，叙事咨询师与来访者是一种特殊的伙伴关系。叙事的对话是基于咨询师与来访者双方共同合作的创造过程。咨询师和来访者都无法独立完成，两人之间的对话是咨询能够取得效果的关键。共商和共创关系可以通过以下这些方面来构建。

第一，在提问之前，先征询来访者同意，而非假设咨询师拥有自然的问话权利，如询问："我可以问你几个问题吗？"

第二，在咨询的过程中，咨询师记笔记需要征得来访者同意，如询问："为了后面不会忘记关键的话，我可以记录一些要点吗？这个记录只有我一个人能看到。"

第三，在咨询过程中，应该常与来访者讨论，咨询的发展方向是否与其期望相符，如询问："我们的谈话符合你的期待吗？"

第四，提供来访者阅读咨询笔记或记录的机会，在咨询结束时，如果来访者想要看咨询记录，则要提供给他 / 她。

第五，一次咨询结束或几次咨询后，询问来访者咨询是否有帮助，如果来访者回答"是"，则进一步询问咨询过程中是什么给来访者带来了帮助；如果来访者回答"帮助不大"或者"没有什么帮助"，则及时跟来访者讨论，以便及时调整。

第六，视来访者为拥有知识和智慧并值得咨询师尊敬和学习的个体。

五、叙事咨询师的立场

叙事咨询师的立场是去中心而又有影响力的（decentered and influential），也就是让来访者处于咨询的中心位置，由他们来决定什么样的生活是自己更想要的，叙事咨询师永远和来访者较偏好的故事站在一起，总是通过提问帮助来访者去形塑和发展美好的故事。

咨询师保持去中心而又有影响力的立场，最重要的途径就是提问。问题是有力量的，来访者同样有力量，这是一个相互合作的过程。在咨询中，有很多问题可以问，但是，提问的要领是：真正地问问题，而不是用问题来陈述，不是在用问题澄清一个观点。

例如，对于一位因为抑郁来求助的来访者，如果你觉得来访者当时所呈现的状态比较消极。可以提问：

★这是你想要的吗？

★现在是问题在说话，还是你在说话？

★是抑郁想抓住你，还是你想抓住抑郁？

★实际上，你现在的抑郁状态反映出，你真的很珍视一些失去的东西，你很在意一些曾失去的东西，对吗？

★如果你觉得这个是有问题的，那么，你更喜欢的那个故事是什么样的？

处在专家的位置，也就是中心的位置上，我们就会在脑海里想：什么样的行为对来访者最有用？什么样的生活方式对来访者最健康？我们会去假设什么对他最有效，之后给予建议和指导。但是，如果咨询师处在去中心的立场，就会倾听来访者的问题模式，思考怎样提问对来访者有帮助，然后进行提问。

叙事治疗师在看麦克・怀特的治疗视频时发现，当麦克・怀特意识到治疗过程进展得不太好时，他会很快道歉："很抱歉，我刚才的问题问得不太好，我刚才不应该问那个问题。"他这样说，是去保护来访者，让来访者不那么快地重新陷入主流论述的影响中。在这个过程中，他是处于去中心位置的，他会承认自己问的问题不是很好。这是咨询师的一个好的技能，给来访者做了一个榜样。接受我们作为人是有不足和缺陷的，可以更容易打开自己，接受自己犯错，这可使来访者在咨询室中笑出来，对犯错本身抱有更宽容的态度。在叙事咨询中，去中心的立场非常重要，咨询师永远都不是来访者故事的作者，所以，永远要保持好奇心，给来访者提供一个安全的环境。

六、叙事的语言

叙事的语言非常有特色，运用语言和如何提问是叙事咨询师最基本和最重要的技能之一。叙事的语言和问话常常在不经意间让来访者产生转变，看到他们在生活中忽略的重要方面。

例如，一对夫妻因为经常有冲突来进行咨询，我们可以这样提问：

★你们有冲突，这说明你们重视的是什么？

★你们对目前的相处方式说“不”，会对怎样的相处方式说“是”呢？

★你们理想的相处方式，在什么时候出现过？在那个时候，你们之间是怎样互动的呢？

这样的提问往往可以缓和夫妻之间的矛盾，也让他们感受到自己的价值观被尊重，方便咨询师对他们之间互动的变化进行梳理，帮助他们回想和找到曾经满意的相处状态，并为改变找到切入点。

后现代主义把焦点放在语言如何建构人们的信念和世界上，认为社会是在语言中建构出来的现实。语言本身具有澄清的功能，但也具有扭曲和过度简化等特征，在注解的过程中，语言具有间接而举足轻重的作用。通过语言和内在独白，我们界定和组织个人的思考和感受。语言的描述对于一个人看待自己和他人是具有很大影响力的。受描述的人们有自己的生命故事，一旦描述形成，其真实性就不再是最重要的了。尤其是儿童和青少年，他们在学校的时间相当长，他们在学校被描述的方式对于他们了解自己及其他人有决定性的作用。在叙事疗法中，咨询师通过不同寻常的提问，帮助学生了解在校园生活中，重要他人对自己的描述所带来的影响。

★你认为麻烦是愈来愈强大，还是愈来愈虚弱？

★你觉得麻烦已经完全掌控了你的生活吗？还是还有些地方是它没有办法掌控的？

★我只是好奇，愈来愈成熟，做自己的主人是不是意味着要开始和麻烦对抗？

★在自己的生命里，你是希望做一个有驾驭权的驾驶者，还是甘于成为一个被动的乘客？

★你是不是喜欢让麻烦决定你的方向，或者你已经决定好要掌握自己的生活？

语言是文化的产物，承载着假设，既定的意义影响着我们如何诠释经验。语言并不是中性或被动的，我们每一次说话都提示一个现实。对心理咨询师而言，重点在于信念、关系、感受或自我概念的改变，而这些都涉及语言的改变。因此，可以把有问题的信念、感受和行为转化并创造出新的意义，以新的语言描述来访者的状况，借此产生更多新的可能性。

第二章　多元故事——叙事的隐喻

叙事疗法最有代表性的世界观，就是人生是由多元故事组成的，每个人的人生都包含多种可能性。当来访者来到咨询室的时候，他们会呈现一条问题线，但随着咨询的进展，会发展出很多条生命线，这些生命线不会被问题线遮掩。当来访者觉察到自己生活中有许多生命线的时候，原来的问题线就不那么明显了。叙事疗法着力于发展出更多、更丰满的生命故事，而不是去解决问题故事。

一、叙事隐喻

麦克·怀特非常重视叙事隐喻（narrative metaphor），认为叙事隐喻是贯穿在叙事疗法过程中的主线和灵魂，也是叙事疗法最核心的理念。在由叙事隐喻指导的治疗中，通过体验、讲述和再讲述来访者人生中尚未被故事化的因素所构成的故事，咨询师同来访者一起合作，为来访者的人生找到新的意义。

运用叙事隐喻，不但可以理解人的生命，同时可以开启来访者的新体验。说故事的人可以是来访者，也可以是咨询师。咨询师听了来访者的故事，因为有感，会再回应一个故事，这样故事往返，在听与说之间，故事就被重写了。

（一）人生充满故事

想象图 2-1 中的每一个点代表着一份人生的经历。当我们小的时候，照料者带着我们，我们每天的生活都被安排着，我们在被动地书写自己的人生故事，如奶奶或者姥姥抱着我们唱儿歌或者讲故事，我们边听边笑。

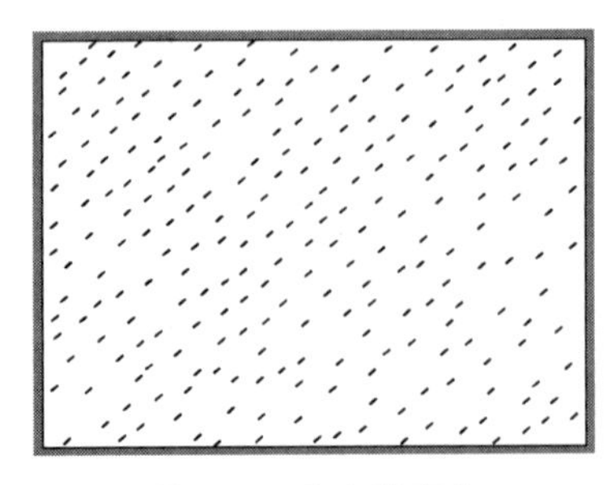

图 2-1 人生故事点

当我们慢慢长大，可以自主生活和选择的时候，我们开始主动书写人生的故事，如我们选择读哪所大学，选择做什么工作，选择与哪些人成为朋友，等等。在不知不觉中，我们的人生充满了无数个故事。

（二）问题故事（problem story）

当人们寻求咨询时，他们常常被困在一个非常单薄的人生问题中，在叙事疗法中，这个单薄的问题故事叫作主线故事（dominant story），又叫主流故事。这个问题故事通常只是聚焦于来访者众多人生经历中的一小部分。

例如，来访者某段时间比较悲伤难过，感觉前途一片黯淡，这就是该来访者的主线故事。如图 2-2 中这条线一样，在来访者的面前，问题线非常醒目，遮蔽了来访者的视野，“一叶障目，不见泰山”，使他看不到其他故事。此时，问题故事仿佛就是他的人生，来访者的世界似乎只有这条主线故事线了。

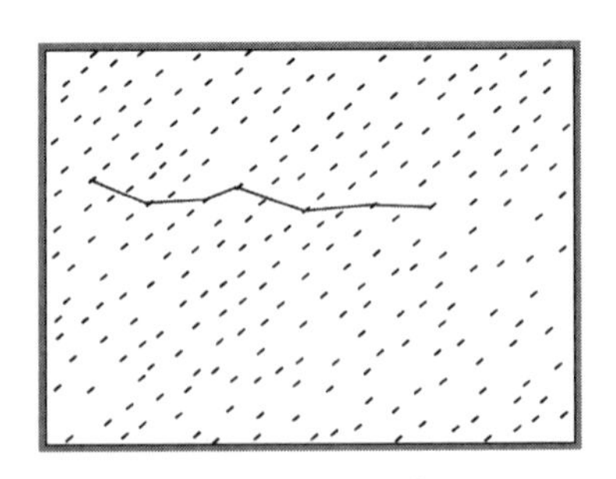

图 2-2 主线故事线

（三）支线故事（alternative story）

咨询师的首要工作是倾听问题故事，把它视作许多可能的故事中的一个。带着这样的态度去倾听来访者，可以帮助咨询师去觉察来访者或明或暗提及的，却不被问题故事的情节所决定的好的事件。在叙事疗法中，这些事件被称作支线故事，又叫替代故事（图 2–3）。

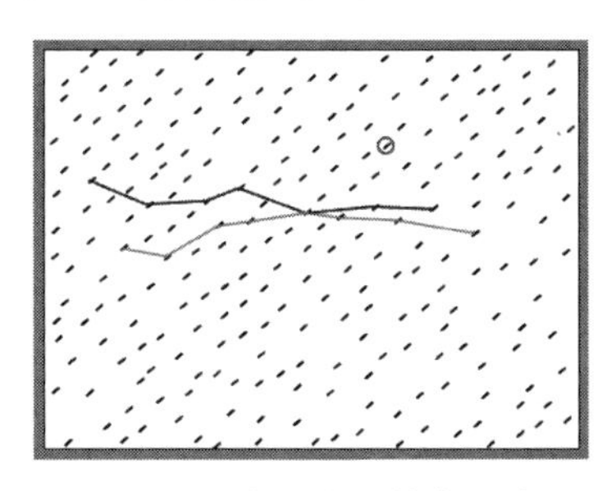

图 2–3 发现支线故事示意

咨询师随后便提问，邀请来访者走进那些事件，同我们以及他们自己讲述这些事件及其意义，并把这些事件发展成难忘而生动的故事（图 2–4）。提问的最终目的是发展不同的故事。

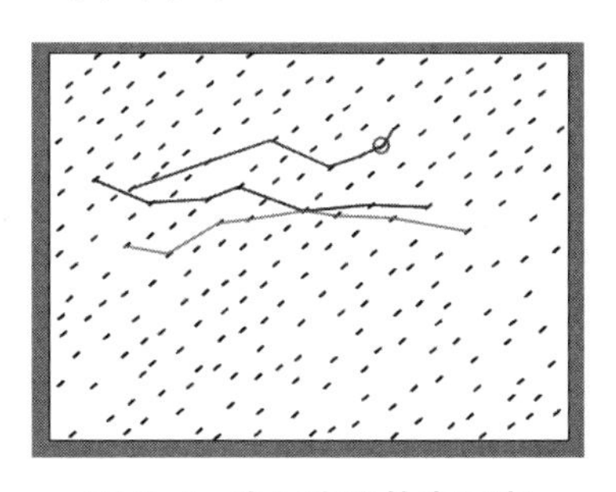

图 2–4 发展支线故事示意

例如，对于前述那位悲伤难过的来访者，我们可以提问：

★这样的状态持续多久了？

★在这段时间里，什么时候悲伤难过离你比较近？什么时候悲伤难过离你比较远呢？

★请回忆一下，当悲伤难过离你比较远的时候，或者你意识不到悲伤难过的时候，你在做什么？你在说什么？你脸上的表情是怎样的？当时你是跟别人在一起，还是自己一个人？

★你在什么状态下，悲伤难过没了踪影？你在什么状态下，悲伤难过又如影随形呢？

通过这些提问，帮助来访者注意到他原来没有觉察、没有被问题故事困住的自主的时刻，从而发展出支线故事。

（四）多重故事（multiple stories）

随着时间的流逝，对于支线故事的建构促成了多重故事线的发展，这些故事线有着丰富而复杂的意义，讲述了人们生命的多重可能性（图 2–5）。这一过程并不能带走问题故事，图中那条问题线依然存在。但当问题故事只是多元故事中的一个时，它们常常具有了不同的意义。

例如，对于前述悲伤难过的来访者，我们可以进行一系列的提问：

★告诉我不受抑郁影响的你，是什么样子？

★当抑郁想要将你困在床上的时候，你是怎样做到还可以去上学的呢？

★是什么样的渴望让你没有全然臣服于抑郁？你是如何阻止抑郁夺走你的渴望的？

他可能找到一些时刻，可能被一部小说所吸引，专心读小说的那几个小时，完全没有意识到悲伤难过；也可能是看一场电影，被电影的故事情节所吸引，随着电影而笑或者流泪；也可能是与一位好久不见的知心朋友相遇，不知不觉就聊了几个小时……这些故事就像图 2–4 中那些支线，各式各样，真实精彩。

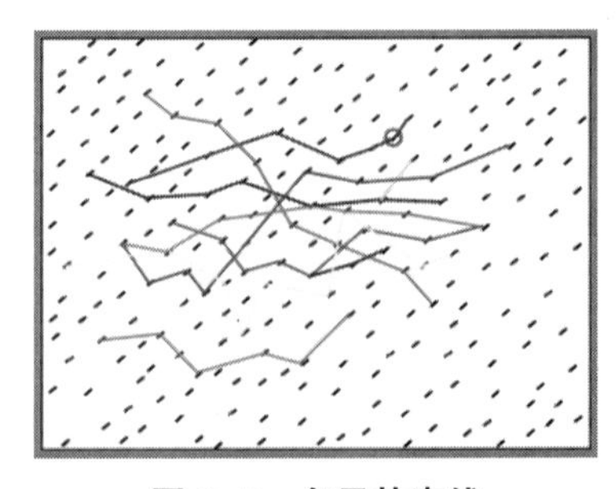

图 2–5　多元故事线

作为叙事咨询师，可以做的最重要的事情是倾听故事，尤其是问题故事以外的支线故事。跟进这些支线故事，不断提问，一条条新的生命故事线被不断挖掘出来，每条线都不是独立的，而是与其他线连在一起的。人生有各种故事，我们的目的不是去掉问题故事，而是发展多元故事。当一个人发展了多元故事线，问题故事就只是多元故事中的一个而已。当人们觉察到他们的生命如此丰富多彩，有如此多的生命线贯穿其中之后，问题线就不再突显了。

叙事的隐喻帮助人们了解故事发生发展的过程。每个描述都可以看成对故事中人物的某一层面的描述。故事中人物性格的发展可以随着时间而变化。人们可能根据不同的描述而成为不同故事的主角或配角。

例如，某个孩子被描述为学习成绩不好。他在学校不知不觉地参演学习不好的故事，他开始改变对于自己的看法，认为自己在课业上的表现不够好。老师对于学生学业表现落后的原因有所判断——诸如懒惰和注意力不集中等，并开始作更严格的要求，许多学生受困于这样的负面评价的影响。这样的负面评价使学生贬低自己，并且内化为对自己的评价。这样的负面评价为学生带来许多困扰，并窄化他们可能的发展，形成负面的自我认同。因此，对于这些学生而言，他们师长的评价就成为学生们形成与发展负面自我认同故事的背后推手。在此情况下，叙事疗法协助咨询师看到每一个描述都只是学生的一部分，而非全部，同时，这些描述也会随着时间而变化。

当然，校园中师长对于学生的许多看法也可能带来正向的影响。学生们常常内化对于自己的正向描述，并将之转化为一生受用的生命资源。当老师和学长们正向描述他们，认为他们很优秀、很有能力时，他们会带着这样的自信和热忱去发展自己的潜能与力量。

总之，叙事疗法主要是让来访者先讲出自己的生命故事，以此为主轴，再透过咨询师的重写，丰富故事内容。对一般人来说，说故事是为了向别人传达一件自身经历的、听来的或阅读来的事情。但是，叙事咨询师认为，说故事可以改变自己。因为我们可以在重新叙述自己的故事，甚至只是重新叙述一个不是自己的故事中，发现新的角度，产生新的态度，从而产生新的重建力量。简单地说，好的故事可以产生洞察力，或者使那些本来只是模模糊糊的感觉与生命力得以彰显，为我们所强烈地意识到。面对日常生活的困扰、平庸或是烦闷，我们可以把自己的人生和历史用不同的角度"重新编排"为一个积极、丰厚与饱满的故事，如第一章讲的关于"无聊的夏天"的对话。

这是叙事疗法工作地图，也是叙事的隐喻，它注重多重故事线，寓意人生的多种可能性。麦克·怀特在《叙事疗法实践地图》中说："地图有助于我对来访者做出回应，给他们提供一个自我探索的机会，让他们可以发现生活中被忽略的地方。这让人们能用超出其想象的途径来探索他们生活中的困境与问题。这样的地图可以用来组织治疗性探索，可以让人们突然对以新的方式理解其生活事件产生兴趣，对被自己遗忘的生活的某些片段感到好奇，对他们自我认同中的盲区感到着迷，或者有时候对自己面对困境做出的反应感到惊喜。而且，我相信，这样的地图形成的治疗性探索，将成为灵感的来源，有助于咨询师丰富其自身工作的故事乃至其整个人生故事。对我个人而言的确如此。"

二、叙事疗法的脉络

人生由无数个故事组成。叙事疗法把个体的无数生命故事分为两类，一类是问题故事，即主线故事或主流故事；另一类是支线故事，即被主线故事所遮蔽的故事。叙事疗法的脉络（图 2-6）就是，咨询师通过倾听来访者的故事，运用适当的方法使问题外化，把人与问题分开，这个过程叫作解构；同时，帮助来访者找出遗漏的片段，从而引导来访者重构积极故事，以唤起来访者自我改变的内在力量，这个过程叫作重写、重构或者重塑。

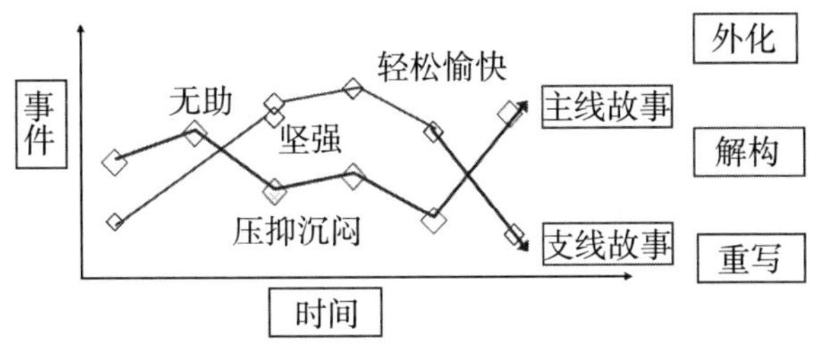

图 2-6　叙事疗法脉络

叙事疗法要重复循环的几个步骤：

第一，在听问题故事的过程中，持续外化对话；

第二，在外化对话过程中，绘制影响地图；

第三，在问题故事中，聆听来访者的能力或技能；

第四，丰富关于能力的支线故事，加以文字记录。

例如，曾经有一位高中一年级的女孩，她的父亲带着她来找我。女孩的母亲在周一因为肝癌去世了，父女两人在周五来到我的咨询室。咨询的前半段，主要围绕女孩这几天睡眠不好来谈，她常常夜里 3 点钟左右醒来，不过，过一会儿还能睡着。我对此非常理解，对于一个刚刚 15 岁的高一孩子来说，母亲的去世使她睡眠不好是很正常的。我跟她探讨了一些改善睡眠的办法。

咨询的后半段，她说："我这几天很压抑、很沉闷。"这就是来访者的主线故事。我问她："我特别能理解压抑和沉闷笼罩着你，请想一想，在这几天里，稍微没有那么压抑和沉闷，稍稍有一点点轻松的时候，是什么时候？哪怕只是几分钟。"这位女孩想了一下，然后说："我想起来两个时刻。"我继续问："是哪两个时刻呢？你能详细说说吗？"她开始说："第一个时刻是在大课间的时候，我们一起报到的同学会聚在一起，那个时候我看到大家有说有笑，好像自己也没有那么沉闷了，甚至有时还会笑起来。在刚刚上高中报到的时候，我和几位同学总是碰到一起，我们觉得特别有缘分，就建立了一个微信群。虽然后面发现我们在不同的班，但是仍然喜欢在大课间聚在一起。我们班的同学知道了我母亲去世的事，对我特别照顾，他们连说话都小心翼翼的。我知道他们是关心我，但是，他们格外的照顾使我更想妈妈了，心情更加压抑和沉闷。第二个时刻是在晚修结束回到宿舍的时候，我们宿舍的同学知道我妈妈去世的事，对我也是格外照顾，但也更让我想念妈妈。我就去了隔壁宿舍，她们不知道我妈妈去世的事，有说有笑，非常轻松，我也跟着轻松起来。”

在谈“稍微不压抑和沉闷的时候”时，我发现那位女孩的表情可以慢慢放松下来，甚至透出了笑容。咨询快结束的时候，我问她：“这次咨询对你有帮助吗？”她说“有”，我继续问：“是什么帮助呢？”她说：“在咨询之前，我不知道这几天我还有轻松愉快的时候，但是，咨询之后，我不但知道我有轻松愉快的时候，而且，知道我什么时候是轻松愉快的，这对我的启发很大。”

麦克假设，人在面对那些其急欲寻求治疗的问题时，有两个特点：第一，他们述说的自身经验或别人述说的他们的经验，都不足以代表全部真实的生活经验；第二，他们的真实生活经验中，都有一些非常重要的方面与主流叙事相互矛盾。主流故事塑造了人的生活和关系，问题的外化却可以使人和主流故事分开。这样，人就可以辨认出那些以前被忽略掉，但其实是非常重要的生活经验——这种经验无法从阅读主流故事中知晓，麦克把这种经验称为“独特的结果”（unique outcome）。在上面那个女孩的案例中，当我把“压抑和沉闷”外化出来，找到“轻松愉快”的独特结果的时候，这个女孩开始看到自己生活经验中更多的面向，即不只是“压抑和沉闷”，在咨询之前被忽略或者说没有被注意到的非常重要的“轻松愉快”的生活经验得以浮出水面，这条支线故事逐渐明朗，更加清晰化，从而在这位女孩今后的人生中起到作用。

因此，在任何对话中，我们都在建构，都会从无到有，通过提问和对话，让来访者的生活更为真实、更为丰富、更为完整。在咨询中，如果我们只聚焦在问题上，那么只会使问题更强大。所以，作为咨询师，我们要一直问自己：

★我们到底在建构什么？

★在访谈时，我们是否注意花一些时间谈问题，使问题更明白？同时是否花更多的时间去谈来访者怎样对抗问题，有什么技能？

★在来访者的生活中，有什么时候没有被问题霸占和侵扰？

★在哪些时刻来访者是自己希望和梦想成为的样子？

对话本身就是在建构，要建构对来访者更有意义的方面。

第三章 主流论述使问题产生
——叙事的问题观

任何心理治疗流派都会对心理问题产生的原因进行假设，如精神分析疗法认为人的心理问题源于早年的心理需要未得到满足，行为治疗认为人的行为是在环境中习得的，认知疗法认为人的心理问题是由不良认知所决定的。那么，叙事疗法怎样理解人们心理问题产生的原因呢？答案是：叙事疗法从传统文化中约定俗成的观念对人的影响来思考，提出主流论述促使个体产生心理问题。

叙事疗法将问题放置于文化脉络中，这意味着咨询师和来访者皆必须思考自己在文化中的定位。强调文化定位是叙事疗法的一大特色，这与强调科学实证却鲜少留意文化脉络是如何影响问题的建构与解决的其他咨询流派，有着极大的差别。

一、后现代哲学对叙事问题观的影响

叙事疗法认为主流论述促使问题产生，把问题定义于社会文化中。怎样理解这样的观念呢？这要从后结构主义和现代权力的概念说起，著名的法国哲学家米歇尔·福柯（Michel Foucault）对于这些关键概念进行了界定和论述，麦克的叙事观深受福柯思想的影响。

（一）结构主义和后结构主义

1. 结构主义观点

结构主义最大的特征就是对事情进行概括，进行分类，找到事物表面现象之下深层的特点，以这些深层的特点作为分类的标准。结构主义注重概括和分类，强调对人进行归类，认为一个人的身份认同是确定不变的。

结构主义对于一个人是否有心理问题以及是什么心理问题的判断，依据的是专家的专业知识，专家有权去判断人们的个性特征以及心理健康状态。专家拥有解读一个人心理问题的心理现象与深层心理特点之间关系的专业权威。个人的生命价值依据社会规则和规范来被诠释。专家有权解读社会准则和专业标准，进而判断人们生命的价值和意义。结构主义把大部分人的现实进行普遍化概括，赋予高度价值，并定义正常与异常心理健康状况的标准。

例如，一位大学生，只读了大一上学期，就因为反复思虑“人最终都会死的，为什么还要活着？”这个问题，不能继续学业而辍学，在家里待了整整5年。当她来找我的时候，拿了厚厚一叠大大小小的本子，她翻开给我看，里面记录着她自己以及与他人讨论的对于这一问题的各种回答。当我看到十几个本子以及本子里面认真的记录时，我惊呆了。家人曾把她带去精神专科医院，她被诊断为“强迫症”，医生给她开了治疗强迫症的药物，同时告诉她思考这个问题是完全没有意义的，让她停止想这个问题，做些有意义的事儿。父母亲也觉得自己的女儿不正常，需要治疗。但是，看了多家医院之后，这位女孩仍然对思考这个问题痴心不改，令父母颇费脑筋。

这是代表结构主义观点的典型案例，人们注重分类和判断，根据女孩的核心症状“反复思考某一问题”把她划分到“强迫症”这种精神疾病类型，并且认为她这样的思考是毫无价值的，因为专家有权判断人们生命的价值和意义。但是，这种方法很多时候并不奏效，甚至不断遭到质疑，因为当具体到某个人的时候，这样普遍化概括的结论常常显得很单薄。这位女孩确实有强迫症状，但是她还有很多丰富的人生故事，她的人生不能用“强迫症”来标签。

2. 后结构主义观点

后结构主义观点在很多方面都与结构主义迥异。人们有权利基于他们对自己生命细节的经验去定义自己。我们只能知道某个人的表面，每一个人都有权利去对表面现象做诠释。个人的生命，视他如何依据期望而活出来的样子被赋予价值。人们有权利借着他们彼此实践、述说以及回忆的故事，建构他们的生命意义。以多元观点交织而成的多重故事来赋予生命价值，这样的方式形成了看待人们生活的丰厚描述。当我们进入其中做访谈的时候，专家地位发生转变，我们要求来访者自己给予自己意义，认可来访者作为自己生命故事的撰写人。在彼此的交流互动中，让他们思考“自己更想要什么？”而不存在分类。

例如，上面讲到的这位女孩，当家人带着她找到我的时候，我首先惊叹：“哇，你对这个问题做了这么多思考啊！”她对我的反应感到特别惊讶。接着对我说：“我看了很多医生和心理咨询师，他们都说我是强迫症，但是，我总觉得我思考这个问题是有意义的。赵老师，您对这个问题的观点是什么？”然后拿出笔，打开一个本，我仿佛看到了这个女孩5年间执着于这个问题的样子。我笑着回答说：“对于这个问题的理解，你肯定是我的老师，我没有研究过这个问题。我好奇的是，在你的生活里，除了寻找这个问题的答案，你还有什么渴望呢？”她放下笔，认真地想了一会儿，然后对我说：“我的同学都大学毕业，出来工作了。其实，我也特别想找一份工作。”我说：“嗯，太好了，对于你5年来一直思考的问题，我帮不上忙。但是，对于你想找到工作的渴望，我们可以一起来探讨，看看怎么去实现。”她对于我说的话很认同，重重地点头。之后，针对她不能自己出门，更不知道什么工作适合她的状况，我们一起制订了目标：在接下来的一个星期里，自己一个人走出家门，先从独自行走50米开始，逐渐延长在街上独自行走的距离。同时，看看周围的店铺在经营什么，把这些职业记录下来，回到家里再思考自己喜欢什么职业。就这样，我们在咨询中不断讨论，不断寻找她喜欢的工作，最后锁定在书店当店员，她觉得这是她可以胜任的职业，同时，她很喜欢在书店里的感觉，空闲的时候还可以看看书，想想自己一直思考的问题。

在人类学中，研究者到实地去观察“这个文化圈的人在做什么？”回来之后，他们会把观察到的核心特质写下来，并诠释这种核心特质的意义。过了几代之后，又一批研究者也来到这个文化圈，去观测证实前几代人所记录和归纳的知识。但令人惊讶的是，前几代人归纳的结论已经找不到了，人类学家在诠释的语言上发生了很大变化。所以，后结构主义者不会把自己当作局外人去观测别人，而是到人群中去，不再作为专家对这个事件赋予意义，从而由当事者给自己的生命赋予意义。

3. 叙事疗法属于后结构主义心理治疗

叙事疗法作为后结构主义的一个心理治疗流派，最大的特点就是赋予来访者权力，让他们作为自己生命故事的撰写人。我们不再去用专家的知识和特权对来访者进行分类，而是由来访者界定自己，界定他们更想要什么。所以，叙事疗法是一种后结构主义的治疗模型，不用结构主义的分类。

后结构主义强调把问题从个人身上摘除出来，放在社会文化背景下去看。后结构主义疗法强调现实的多重性，并且假设人们所感知到的真相往往是社会建构的产物，因此，后结构主义疗法能与多种多样的世界观相适切。叙事疗法认为来访者通过来自文化和社会的“有色眼镜”，而不是自然、生物或心理因素，诠释和理解他们带到咨询室里的故事。这些社会文化的无形因素，是被我们所归属的群体和社会视为理所当然的假设和价值观，并且渗入人们日常的生活和知觉中。

（二）传统式权力与现代式权力

1. 传统式权力

传统式权力犹如国王或者长老的权力，它有一个权力中心，即一个发出指令的明确施令者，并且指令通过严厉的手段和复杂的程序被公开执行，让人们不得不按照指令行事。当一个人处在这样的类似国王与臣民的权力关系中时，如果他没有按照规定行事，他就会被界定为“有问题”。传统式权力经权力中心的道德判断系统来建立社会控制，使人们服从国王和权力机构等权威，并基于他们的道德价值来判断个人的行为，普通人要以权力机构的价值观念来寻求自我认同。

例如，有些刚上小学的孩子还没养成遵守学校纪律、规规矩矩听课的习惯，有些孩子甚至在课堂上随意走动。这类孩子往往被老师认为有问题，如患有“儿童多动症”。的确有一部分孩子到了医院，被诊断为“儿童多动症”，并且需要服药治疗。但是，有相当一部分孩子并不是儿童多动症。

曾经有一个孩子被奶奶带来找我，说在医院看过了，被诊断为“儿童多动症”，需要服药。但是，在跟我谈话的30分钟内，我观察到这个孩子非常安静，坐在椅子上很专注地听我说话。我很疑惑为什么这样的孩子会被诊断为“儿童多动症”，便询问这位奶奶，奶奶说：“她在教室里静不下来，经常出去走动，所以，老师和医院都认为她有问题。”我跟孩子聊了一会儿，聊她喜欢看的书，聊她喜欢的动画片，聊她喜欢的活动。当我们的关系比较近的时候，我开始跟她谈起她在学校的表现。她说：“我也不知道为什么，有时在课堂上就想出去看看，然后再回来。”

我跟这个6岁的小女孩说，在你的文具里，你最喜欢哪一个文具？她说：“一把小尺子！”我跟她商量：“在上课的时候，你把尺子放在笔盒上面，尺子上贴上一个能提醒你不要随意走出教室的词，你想到了什么词？或者画画？”她马上开心地笑着说：“我要画巧虎，小时候我是玩这个玩具长大的！”然后，在我的咨询室里，这个可爱的小女孩拿出便利贴，拿出彩笔，很快画出了一个“巧虎”，开心地贴在尺子上。

我们在做这些事情的时候，奶奶疑惑地看着，咨询结束后，问我：“我孙女是不是儿童多动症呢？下一步怎么办？我们需要做些什么？”我说：“下周你们再带她来就可以了。”在后面的咨询中，这个孩子把贴着“巧虎”的尺子比喻为“定海神针”，每当她要走出教室，一看到这把贴着“巧虎”的尺子，就意识到下课时间还没有到，需要再等一会儿。这个孩子不是儿童多动症，只是还没有适应学校的规矩，巧用一些办法就可以了。

2. 现代式权力

相对而言，现代式权力更难以被察觉，没有固定的形态，它基于同辈间规范的评价方式，且由自我监察，在群体中发展和传播，并且不断转变，被自发实施。它邀请人们以理想化的规范去评价自我，且基于这样的规范价值来寻求认同。麦克·怀特对现代式权力的解释是："我根本不需要外在的束缚，我自己就可以透过从小就内化好的标准、规则来给自己进行评价，如果没有达到这个内在规则，我们就自己界定自己有问题。这个时候，现代式权力经常会让人感觉自己是有问题的，因为通过和别人比较，发现自己与别人不同时，就会觉得自己有问题。"个体通过内化好的规则给自己施加影响，自己给自己下定义为"有问题"。

例如，我见到许多青少年来访者，他们的困扰和问题是由不断跟周围的同学进行比较而形成的。这些孩子从小浸染在"一定要争取最好""你的某个同学或者邻居的某个孩子英语大赛取得了第一名，你要加倍努力"等要求和期待中，他们不知不觉逐渐内化来自学校和家庭的标准和规则。当来见我的时候，很多孩子垂头丧气，特别不自信，觉得自己"不好"。他们透过从小就内化好的标准和规则对自己进行评价，如果没有考前几名，或者没有保持前几名，就定义自己是"不优秀"的，甚至有些孩子定义自己"有问题"。

其实，不单只是青少年通过跟周围人比较，不断否定自己，很多成人也是这样的。如果不比较，好多人对自己的生活很满意，可就是要跟周围人比较，去追求原来自己不看重的但是别人拥有的东西。弄得自己心神不宁，很不开心。正所谓："没有对比，就没有伤害！"

3. 叙事咨询师着重探讨现代式权力的运作

★什么值得追求？什么不值得追求？

★什么构成了成功或失败？

★什么样的人属于他／她所在的群体？什么样的人不属于这个群体？

★如何在不同的标准中衡量自己？

当人们谈论上述这些问题时，现代式权力意识已经被包含在这些故事之中。这些较不丰富、较不被喜欢的故事，是人们寻求咨询师帮助的原因。同时，这些故事正是现代式权力运作的结果，而且难以被觉察。这些故事很容易因为隐藏在规范、标准以及尺度背后而被认为理所当然，并使人们在不知不觉中以此去衡量自身及他人。

二、主流论述

（一）主流论述的内涵

主流论述是那些被社会公认的理所当然的说法、想法和价值观等，借着一系列社会规范、道德规则、习俗标准等起作用。一个社会以共同价值观谈论的内容，都是主流论述的一部分。主流论述维持着一套世界观，它包括言语和非言语两个方面。人生活在社会环境中，社会中的主流论述经常影响甚至决定着我们的观念和行为。主流论述深植于社会文化里，它是一种文化的实践，给人们提供思维、语言和行动的基础。主流论述通过一系列规则和传统，维持某种特定的世界观，使得某些现象可以被看见，某些现象不为人所知，使得大多数人持有约定俗成的观念。

在我们的生活中，很多人尽全力去适应文化所要求的约定俗成的规则，但仍然会出现两种不理想的结果，一种是尽了全力，却还是适应不了文化的要求；另一种是尽了全力，也适应了这个文化，却付出了惨重的代价。也就是说，无论是迎合还是不迎合主流论述，你与主流论述之间都可能存在各种各样的问题。

Jill老师曾举例，在美国的文化中，如果你与别人结成伴侣，主流文化论述会认为：你们一定要是灵魂伴侣。有些夫妇寻求咨询时，会疑惑地问：“我们夫妻之间没有什么共同的兴趣，和朋友打交道的时间比与伴侣在一起的时间还多，是不是我们的关系出了问题？”但在几代人之前，美国根本就没有人谈“灵魂伴侣”。在美国早期的文化里，夫妻就是纯粹的夫妻，不一定是"灵魂伴侣"，这并不构成问题，因为那时"夫妻一定是灵魂伴侣"这样的观念没有契合到主流论述里。

在中国的文化中，我们从小就受传统文化"万般皆下品，惟有读书高""书中自有黄金屋""书中自有颜如玉"等观念的熏陶，父母对于孩子的学习和就读学校的选择等非常重视。家庭和学校对于学习成绩的过分关注，不知不觉地慢慢渗透到孩子们成长的过程中，似乎只有"学习好才是好孩子"。这样的主流论述，使学习成绩成为衡量和界定一个孩子的标尺。相当多的孩子不断内化这样的主流论述，给自己的压力越来越大，甚至产生情绪不稳、睡眠欠佳等问题。

例如，某位初中男生不能达到老师和家长期待的标准，就感觉到很难受，他经常感到焦虑和烦躁。与其考虑给这个孩子下诊断，还不如思考是什么期待、什么论述使这个孩子的问题存在，从而让家长和老师减轻这些期待和论述给孩子造成的无形的压力。

叙事咨询师的工作就是让不可见的论述变得可见，让人们知道那些论述并不是事实，它们是被建构出来的。人们可以自由选择，思考是否去遵守这些论述。问题不在人身上，也不在人的心智中，正是这些在运作的主流论述使人产生问题。因此我们应思考我们所在的文化中的论述建构出来的事实如何作用在人身上。如上面这个例子，与其考虑诊断学的问题，还不如思考是什么期待、什么论述使这个问题存在。

（二）主流论述使问题产生

如果认为问题植根于人的内在，则是这个人出了问题。如果把问题放在更大的社会背景中，则是一个不同的视角。叙事疗法认为，个体的问题存在于社会、文化、政治以及人际关系的背景之中，并非存在于个体内部。问题不出在人身上，问题不被界定在人的内在，问题产生于人与主流论述的关系中，正是这些在运作的主流论述使人产生问题。思考社会文化中的主流论述建构出来的观念如何作用在人身上，叙事咨询师会特别关注如何将性别、种族、性取向、社会阶层、伤残、信仰等内容纳入心理咨询与治疗的过程中。

例如，一位31岁的女性来到咨询室，她对自己的工作很满意，学业也达到了顶峰，但是，她却总是陷入难过和痛苦之中，在咨询室里泪流不止。她如此伤心难过的原因是没有找到合适的对象结婚成家。她哭诉已经参加了几十个类似给男女青年相亲之类的活动，但都没有遇到合适的对象，她觉得活得很累。我问她："什么让你想着一定要结婚成家？"她回答说："我28岁的时候回家，我妈妈就在我的门上贴着'剩女'这个词，让我一定要尽快结婚生子。"她很认同爸爸妈妈的话，认为结婚成家才是人生头等大事，尤其是女孩子，事业再成功，如果没有家，也是失败的。如今31岁的她，认为自己真的是剩女了。

如果没有"男大当婚，女大当嫁"的信念，没有"人到什么时候就要完成什么阶段的事"的信念，这位女性可能会活得很富足、很快乐。但是，受这些社会文化论述的影响，在日常的生活和工作中，她变得非常敏感，总觉得别人认为自己不正常，好像自己做了什么亏心事一样。这就是社会文化主流论述作用于个人的典型例子，没有在公众认为"应该成家立业"的年龄结婚，她认为自己一定有问题。

但是，另一位31岁的女性找我咨询与职业生涯有关的问题。她跟上面这位女士一样，也没有结婚，事业和学业同样很成功。所不同的是，这位女性非常自信，眉宇间流露出满意和从容。对于结婚成家这件事，她这样认为："我不是独身主义者，如果我遇到志同道合的人我很愿意结婚。但是，我绝对不愿意只是为了结婚而随便找一个人嫁了，与其那样，不如一个人过无忧无虑的生活。"

由此，我们看到同样在中国的传统文化下，上面两位31岁未婚的女性的状态和观念是大不相同的。一个秉持着"男大当婚，女大当嫁""不结婚就不完美，就对不起家族"的信念，把自己弄得凄凄惨惨。而另外一位女性秉持着"有合适的人，我会结婚；但是，没有遇到合适的人，我仍然可以自由自在地过日子"，把自己经营得丰盈而快乐。因此，实际上，问题产生于人与主流论述的关系中。第一位女性被主流论述捆绑着，她生活得很不自由，甚至以泪洗面；第二位女性与主流论述的关系是平等的，她活得自在美好。

“问题”只是问题，人不等于问题，把人与问题分开，这是叙事疗法最重要的核心理念之一。人的问题本身有其特点，虽然问题发生时会影响人，但此问题不是此人。我们看到的问题，只是人的众多故事中的一个故事，人们还有另外的故事。每个人都是自己问题的“专家”，应该由自己来判断其生活或问题是好还是不好。许多问题都是种族、阶级、性取向、性别等文化环境所营造出来的，因此，内在病理观念会使人们低估自己的能力，会限制他们对自我资源的利用。

相信问题不会完全掌控人。在人的一生中，总有几次不被问题影响的经验——问题是不会百分之百操纵人的。如果我们再度取得生命主权，就会重新取得自我的资源。

（三）什么使问题持续存在?

在咨询中，让来访者意识到某个论述使其产生问题并不是最重要的，重要的是：什么维持了问题？咨询师应侧重于与来访者探讨他所持有的假设和信念，而不是来访者有什么问题。通过讨论来访者的假设、信念、想达到和比较的标准等，使来访者有机会从不同角度看待问题，使他们明白：是什么样的论述在支撑着这些问题？这样，咨询师就为来访者创造出一个空间，让来访者清晰地看到使其问题持续存在的因素。在叙事疗法中，我们并不需要对所有的论述都有兴趣，而是要找到支持着个人问题或家庭问题的论述。叙事疗法不关注问题是怎么产生的，关注的是什么因素或者什么条件维持着这个问题。

例如，我的老师Jill为“问题是怎么产生的？”这个问题挣扎过很久，经常有人问她：我的问题是如何产生的？Jill老师常为这些问题感到为难。有一次Jill老师飞到澳大利亚，去跟麦克学习。她在单面镜后面观察麦克是怎么工作的，这样的观察持续了大概一个星期。当时麦克工作的对象是一对夫妇，丈夫对麦克说：“我很想知道，我们的问题是如何产生的？”Jill老师听到这个问题时很开心，她想看看麦克是怎样回答这个问题的。麦克依然用自己平常的工作方式向那对夫妻问了一些问题，他并没有回应“我们的问题是如何产生的？”这个问题。在他们工作了一个多小时之后，麦克对这对夫妇说：“时间差不多了，我不知道刚才的访谈对你们是否有帮助？”那位丈夫说：“非常有帮助，我找到了我们问题的根源。”Jill老师感到不可思议。等那对夫妻离开后，她马上去找麦克：“你问了很多问题，可是你完全没有回应他们提出的‘我们的问题是如何产生的？’这个问题。”麦克回答说：“他们只是想感觉好一点，他们的关系好一点。我从来就没有担心他们问这些问题。”麦克说“我不是恐惧问题，我可以来讨论问题，但是侧重点是这个问题对来访者当下所带来的影响，以及将来可能带来的影响。”

（四）怎样识别主流论述？

来访者不断重复问题故事，是因为有一些观念根植于主流论述中，所以需要在论述中定位问题（locating problems in discourses）。论述使人产生一定要服从的想法，否则自己就有问题，就会不快乐。解构使人知道除了这个论述之外，还有很多其他可能性。麦克·怀特在解释论述时更学术，也更准确。解构与推翻理所当然的观念有关，将那些被宣称的“真理”，从它们产生的条件和脉络里分开：那些脱离事实的说法，隐藏了它们的预设立场与偏见，以及那些熟悉的自我与关系，控制了人们的生活。许多解构，透过将人们熟悉的以及理所当然的观念客体化，使得它们变得陌生，解构的方法就是使熟悉的事物变得陌生。

解构的方式——将问题定位在论述中。下面的问题可以帮助我们思考社会文化中的主流论述：

（1）假设。可能是什么样的假设让问题得以存在？

（2）标准。来访者试着达到的标准可能是什么？

（3）信念。什么样的信念支持了这类问题？人们通常是如何被这类信念影响的？

（4）规范的尺度。有没有规范的量尺是与那些来咨询的人不相称的？这些量尺反映出了什么论述？

（5）比较。如果来访者将自己与一些事作比较，他们所比较的是什么？

（6）不同的时间点。如果在一百年前，现在这个问题会是个问题吗？如果不是，什么样的论述使得它现在变成一个问题？

通过上面这段理论，我们可以对来访者提问：

★有没有一些理想的状态，是你试着去实现的？

★你是否有对于事情应该怎样的信念？如果有，这样的信念是从哪儿来的？

★你将自己与什么人作比较？

★你在评断自己或者他人吗？为什么？

★你能分享一段被论述影响的故事吗？重新回溯这个故事，对你来说，意味着什么？

★你是否以不同的方式来思考自己？如何思考？

★你会与他人交流某个经验吗？这样的交流对你有帮助吗？为什么？

★请回忆在你的生活中，你时常陷入的某种不舒服的状况，这种状况让你很苦恼，却难以改变。对于类似这样的状况，你能告诉我一段没有陷入不舒服状况的故事吗？

练习举例——将问题定位在论述中

思考主流论述的作用，可以通过这样一个练习：三人一组，其中一个是被访谈者，诉说自己的问题，另一个做访谈者，第三个是顾问。当访谈者在访问时，顾问需要思考：什么主流论述在起作用？这个主流论述是怎样在其中运作的？访谈使得论述得以呈现，可能是一个或几个论述。顾问帮助访谈者问一些问题，如：有没有一些类似理想的状态，是你试着去实现的？或者是你要其他人达到的？你有没有关于事情应该要怎么样的信念？这些信念从何而来？你将自己或某人和什么人作比较呢？然后思考，这个论述是怎么维持被访谈者所呈现的问题的。

下面这些论述是在一次练习中，大家找到的困扰来访者的主流论述：

★父母离婚，孩子就会受伤；

★妈妈要关注孩子的需要，孩子的需要优先于妈妈的需要；

★孩子要听父母的话；

★人要有问题才能见咨询师；

★和别人一样是没有价值的，要和别人不同；

★去酒吧的女孩是坏女孩；

★与大家不同是不好的；

★离婚对孩子是不负责的；

★父母总是对的；

★父母都是为了儿女好；

★是学生就要好好学习；

★父母为孩子付出，孩子要懂得感恩和回报；

★男人应该挣钱养家；

★男人在家要有支配权；

★家丑不可外扬；

★吵架是不好的；

★母亲要为孩子的问题承担责任。

（五）主流论述随时代而变化

随着时间的推移，时代的变化，主流论述也在变化。主流论述具有情境性和随着时间的推移而变化的特点。因此，咨询师应注重情境，如来访者所在的小文化背景、家庭背景，思考大文化的主流论述如何在人们身上起作用，怎样把问题界定在论述中。

这里谈论的不是一个具体的家庭承载的问题，而是一个在更大型的社会文化层面所做的论述，它被组织机构所支持，也经常不被人们发现。这些主流论述可以被解构出来——通过具体的家庭来解构，如一个人怀孕的时候，亲人盼望“生儿子”，这并不是父亲的错，也不是母亲的错，因为那个社会赋予了男性更多的特权。但是，我们发现这个论述随着时代的变化，已经发生了很多改变。主流论述在改变，诊断在改变，随着时间的流逝，一些问题也不再是问题了。

第四章　关系性身份认同
——叙事的人性观

结构主义和后结构主义对于人的理解完全不同，这种不同决定了两种心理治疗流派咨询的方向和侧重点有着根本的差异。当我们谈人格时，往往会把一个人的身份固定化，麦克·怀特说，没有什么是固定不变的，我们的梦想比什么都重要。这样的观念帮助人们看到未来更多的可能性，询问他们更喜欢什么样的未来以及为什么，这样的提问可以帮助人们远离对于人的本质的定性，朝着自己的梦想采取积极的行动。

一、不同世界观对于人的理解

我们平时与人接触，不自觉地会产生喜欢或不喜欢的感觉，这是对人本质性的理解。当我们遇到新朋友时，会在心里想，这是什么样的人？社会文化把我们浸染得不知不觉就去评判别人了。我们可以挑战自己的评判，对这个人产生好奇。叙事疗法最有价值的理念之一是：生命是由多重故事组成的。所以，每当我们对人有假设的时候，就要提示自己这个人也是有多重故事的，我们看到的只是其中的一面。当我们决定不喜欢一个人时，只是看见了他生命中的某些故事而已，如果想“他有没有其他的故事”，则会让我们看到不一样的他。麦克曾经说他不喜欢用“people”这个词，因为它是复数，是泛指。他喜欢用 persons，指每个不同的个体，有独特生命故事的个体。

1. 结构主义世界观对于人的理解

在结构主义的世界观中，我们经常听到“人格”“性格”“气质”这些词，如某人积极、外向、活泼、开朗，某人消极、内向、沉默、孤僻，等等。经常会听到人们问：你是谁？你是一个什么样的人？好像每个人都是一个本质化的存在，都有本质化的自我。

结构主义的世界观把人的生命理解成是与生俱来的，认为人的知识、能力等都是天生的。人们有一种固有的观念，就是一个人的身份是确切的，人有一个内在、本质、不变的核心的自我，强调持续性和稳定性，一个人的特点一旦被发现，人的身份认同就被认定是理所当然的。在咨询中，咨询师要帮来访者找到这种本质化的人格品质。如中国有句古话“三岁看大，七岁看老”，从一个人小时候的特点就可以推测他将来的样子，这是非常典型的结构主义世界观的态度和表述。

2. 后结构主义世界观对于人的理解

后结构主义世界观不用“人格”等词汇，而是用“关系性身份认同”（identity as a relational project）这个词来界定个人。麦克·怀特提出，人对生命的理解并不是与生俱来、存在于DNA中的，而是从文化、家庭中传承得到的，是学习的产物。每个人都在随着关系的变化而成为不同的人。人是在关系中的存在，某种身份是在关系中的身份，在另外的关系中，某人的身份认同就可能改变了。人们在不同的关系中会有不同的表现，如一个人跟妈妈在一起时，会表现得比较依赖，向妈妈撒娇；当他/她跟同伴在一起的时候，会比较喜欢冒险，与同伴打打闹闹。我们通过不同的关系，体验不同的自我。关系决定我们成为什么样的人，去做什么样的事。后结构主义世界观更强调可能性，而不是确定性。在关系中，人们一直在变动着，朝着不同的方向，经历不同的时段，通过不同的关系而变动着。

后结构主义的导向性问题是：我们如何成为与过往不同的自己？这个问题抓住了叙事的精髓——我们正在如何变成与以往不同的自己？身份认

同可以被视为一种动态的、持续进行的自我规划过程，人们可以创造自己人生的方向，强调随着时间而流动和变化的身份认同。身份认同可以建构，我们如何正成为一个和现在不一样的人？叙事疗法认为，每个人的人生都由多元故事组成，多元故事线可以把人的生命事件串起来。如果我们要给一段生命经历赋予意义的话，很重要的方式是，我们通过多元故事来总结自己是一个什么样的人：谁会这样看待你？谁又不会这样看待你？你的生活的哪一部分不是那么有问题的？让人们置于不同的情境当中，使其能够看见，能够具有不同的可能性。

例如，有些治疗师对于反复思考某一问题，或者重复某种动作的人，会给他们下定义：你是一个患有强迫症的人。而后结构主义治疗师，如叙事治疗师会有另一种说法，就是：你想成为什么样的人？我们一起合作使你成为你想成为的人。由此可见，叙事疗法更多强调的是行动和改变的过程。因此，两种说法，一种关注持续性和稳定性，另一种关注流动性和变化性。一边视自我为理所当然的，另一边视自我为一个时时刻刻都可以进行的规划。

二、叙事疗法中的身份认同

在叙事疗法中，对于身份认同，我们关注的不是“我是谁”，而是我们如何成为一个和现在不一样的人。时间是现在到将来，它更像一个行动，是动态的，是可以创造的。“我是谁”在每一天是不断流动变化的。叙事疗法帮助来访者把本质化的身份认同向建构的变化的身份认同转变。

1. 关系性身份认同有助于给人们创造足够的空间

创造空间是为了看得更远，创造出更多的可能性。个人的身份认同与情境密切相关。在不同的关系中，我们可能呈现出不同的样貌，每种样貌都是真实的。所以，在治疗对话中，我们要做的工作是，把他们想成为的样子勾勒出来，Jill 称之为偏好的身份认同。

在一段关系中，如果人们可以做自己，那么，在这段关系中，人们就有足够的空间和机会来施展自我。这种空间可不可以牵引到其他关系中，让人们在和其他人的关系中也可以做自己，这是一个很重要的发展支线故事的方向。

麦克·怀特跟很多被诊断为精神分裂症的人工作，那些人认为自己应该有一份工作和自己的家庭，因而十分痛苦。虽然有些人用了药物之后能够维持正常人的生活，但他们仍然觉得自己是失败者，不能成功地生活。麦克让他们慢下来，让他们理解生活不一定非要有独立的家庭，也可与家人、兄弟姐妹一起生活。让他们喜欢自己的生活，正常化他们喜欢的生活，而不是试图达到社会的标准。如果试图达到社会的标准，他们很可能又要回到精神病院。通过正常化，使他们改变对自己的身份认同，使他们认识到自己不是一个失败的人。通过发展更偏好的故事，给他们创造更多的空间，而不是达到多数人认定的标准。

与一个被诊断为精神分裂症的来访者进行叙事访谈，不同于精神分裂的身份认同其实就在他们的故事中。如果我们帮助来访者在他们的真实故事中发现不同的身份认同，他们就不再受困于“精神分裂”的身份认同了。通过叙事对话，帮助来访者更清晰地看到，除了精神分裂症之外，关于他的故事还有很多，如来访者可能是某个小区的保安，是家里兄弟姐妹中的哥哥，是邻居的好帮手，等等。当我们帮助他们发展出新的身份认同时，他们就不会困在精神分裂症患者这一个角色中了。

当我们把注意力放在某件事情上时，它的作用就会变大，我们注意什么，什么就会变得更重要。所以，虽然来访者经历的事件跟之前是一样的，但我们可以通过叙事对话，使来访者感受到不同的身份认同。在心理咨询与治疗的时候，如果我们把大部分时间花在疾病上，那么来访者的注意力都会放在疾病上，离开时会感到更加无望。当我们把注意力放在其他事件上时，如来访者的生活和工作上，就会带给来访者其他的身份认同，也会使他们感受到不同，这是我们在治疗中最希望做到的。

2. 咨询访谈互动可以改变来访者和咨询师的身份认同

叙事疗法的世界观认为，我们每一个时刻的所思所做，想要成为的样子，都是动态的过程。如果把身份认同看成内在特质的话，就会妨碍我们成为自己想要成为的自己。咨询师如果秉持“身份认同是可以不断变化的、动态的”这一理念，就会把来访者看成一个动态变化的个体。

在叙事访谈中，咨询师和来访者的关系永远是双向的。这种双向的互动不但改变着来访者的身份认同，也改变着咨询师的身份认同。来访者是关系的中心，当他在咨访关系中变得坚定和坚强时，咨询师会被感染。

在帮助来访者改变负面身份认同的时候，可以这样提问：

★你未来更加喜欢以什么样的方式看待自己？这种看待自己的方式，对你来说意味着什么？受什么人的影响？

★请你想象，什么可能的人生方式是你比较喜欢的？是你希望达成的？

★在某些情境中，你的生命可能会是怎样的样貌？

★如果这样的状况继续进展，你接下来的生活可能会怎样展现？

这样的提问等于告诉来访者“未来可期”。问影响是叙事疗法重点强调的部分，可以帮助来访者注意到负面身份认同对他生命的影响。

3. 资源 vs. 技能

很多心理治疗流派是资源取向的，如埃里克森（Erik H. Erikson）治疗流派认为，人是有内在资源的，这个内在资源是很积极的，是为人津津乐道的。但是，叙事疗法不用“资源”这个词。因为如果说“资源”，就会把人想象成一个容器，这个容器里有一些东西，资源就在其中，咨询师需要去提取这些资源。麦克·怀特认为，人并非静态的“资源持有者”，而是在关系中持续流动的“编织者”。关系性身份认同就像一个持续的创造性过程，人们通过在每个关系中的选择，呈现出不同的样貌，我们既可能在与他人的碰撞中激发出善意与成长，也可能在封闭中滑向偏执与退缩。我们不是去“发现”人们某个固定的特质，而是像完成项目一般，通过阶段性的行动、反思与重构，持续创造想要成为的自己。这种用动词替代名词、用过程替代结果的过程，最终把人还原为自我叙事的主动创作者。

相对于“特质”，麦克常用“技能”这个词。当说到技能时，我们可以问：是谁教你这个技能的？你什么时候学会这个技能的？“技巧”“技能”这样的词汇，与祖先、社群、家族有连接，可能是跟某个人学到的，也可能是传承家族的技艺，可以体现出叙事的世界观。

例如，我的老师Jill在学习叙事疗法之前，她认为：“不管做什么事情，我一直深深相信我都是一个很好的人。”但是，当她开始学习叙事疗法的时候，她说：“如果我赞同关系性身份认同这个新的观念，那就意味着如果我要做一个好人的话，我每时每刻都要做点什么表达出我是好的，而不是‘我是好人，我做什么都是好人’。我对麦克说，这个想法给我造成很大困扰。麦克认为，这对我来说可能不舒服，但是作为治疗师，我们带着这样的概念，对来访者是很有帮助的，让他有能力不困在与问题相关的情景中，而帮助来访者向前发展。”

当我们有关系性身份认同这个观念时，我们就不会理所当然地认为自己是好人，而是需要知道我们有责任做一些符合“好人”这个称谓的事情。不是说“我就是好人”，而是通过每时每刻的所作所为，去体现成为一个好人。实际上，好人可能是人的一个选择，我们做了很多事情，体现自己是好人，所以，这是一个持续的过程。

三、内在性理解 vs. 意图性理解

1. 从内在性理解到意图性理解

内在性理解是基于我们对个人特质或品质的理解而贴上的标签，这些特质被视为个体内部的存在，某个人的“内在”与其人格、特征、驱力等相关。意图性理解则聚焦于希望、梦想、渴求、承诺和意图等，侧重于支持这些意图的关系以及这些意图所指导的行动。

如果我们认定某个人是积极或消极的，那么这只是一个结论，这是静止的定性的结论，之后就停止了。但是，如果我们把那些身份特点想象成一种渴望、一种承诺、一种动力的话，就会有很多可能性，这是一个过程。也就是说，去思考“我想成为一个什么样的人？”“我想要什么？”。我们不要把一个人的特质变成一个死胡同，而是要把它变成一个活生生的故事。很多时候，聆听别人对自己内在特质的描述时，我们要把这种单薄的描述发展成一个丰厚的故事。

用创造性举例，根据米歇尔·福柯的著作，我们发展了“当下的历史”来讲述带来创造性经历的相关关系和行动的故事。我们可以问人们从哪里学会以创造性的方式回应。假如用内在特质性去理解创造性的话，创造性就像是与生俱来的，似乎人一出生就有了，可能只与他们的基因有关。按照这样的逻辑，我们可以把人分成有创造性的和没有创造性的。我们要去挖掘，揭开盖子去发现，因为那个问题是存在于他们内在的。我们觉得更有帮助的是，意图性理解把这些内在特质打开，把它当成一个过程，一个正在进行的过程。就某个人正在进行的行为被我们认为有创造性，他是怎么去做这个创造性行为的？他做了些什么来显示自己的创造性？它是人生的一个路径，我们可以选择去争取、去发展自己的创造性。我们可以去问：在这个过程中谁在支持你？在什么情境下，你可以体验到自己是有创造性的？

2. 以“坚韧”为例解析意图性理解

在叙事疗法中，解构诸如“坚韧”这样指代个人特质的概念，对来访者很有帮助。当我们仔细关注人们所珍视的事物、所拥有的关系，以及使他们可以获得“坚韧”而采取的行动时，就有很多的可能性去识别、支持或建立“坚韧”。只是单纯认为某人是坚韧的，并不能提供这样的可能性。

基于米歇尔·福柯的著作，我们为现在发展出过往的历史，来讲述导致坚韧经历的关系和行为的故事。我们相信，人们总是在应对，但常常他们的应对得不到关注，或者没有被故事化。当我们寻找之前未被识别的应对时，我们就可以发展出反映个人主权的新故事。我们可以从以下 7 个方面深化来访者的应对。

（1）询问：“你从哪里学会这样的应对方式？”

（2）询问：“如果这些应对出现时有人在场，有谁可能会识别出这些应对？”

（3）追溯使这些应对变得可行的故事。

（4）识别包含在来访者的应对方式中的某一知识和技能。

（5）追溯来访者传递或分享这些知识或技能的关系。

（6）从提问中发展故事，支持来访者的自主性，证实曾支持他们的关系。

（7）使用过去的故事来建构当下坚韧这种应对方式的各种可能性。

如果对“坚韧”进行提问，我们不要问“能举一个例子，表示你是坚韧的人吗？”因为这个问题是一个内在性理解。从意图性理解的角度去提问，可以问：

★请举一个例子，显示你有坚韧性，好吗？

★你做了什么，显示你的坚韧性？

★你脑海中有什么景像，能反映你是有坚韧性的？

3. 以“好奇心”为例的提问

关于好奇心，可以问这样一些问题，来实现从内在性理解到意图性理解的转变。

★你是否可以举个例子来说明你是挺有好奇心的？

★有什么想法、意象或者画面，让你有这样好奇的感受？

★是什么让你开始觉察到自己的好奇心的？

★当你有好奇心的时候，是你想表达某些想法的时候吗？

★请告诉我好奇心一般以哪些方式表现出来？

★如果我是你的话，在好奇的过程中，我会想到什么？我会感受到什么？我会做些什么？

★是否有一些事情，让你逐渐具有好奇心？是不是有一些过程与好奇相通？

4. 发展意图性理解

在叙事疗法中，当咨询师发现来访者使用内在特质性语言的时候，可以尝试把特质性语言转变为意图性语言，去提问行动方面的问题，也就是说，选择一个特质，把它发展为一种侧重行动、动态发展的过程。

★是什么让你预备好去做出这样的行动呢？

★你喜不喜欢做出这样的行动呢？

★你过去有没有做出类似的行动呢？

★这些行动对你意味着什么？说明你是怎样的呢？

通过人们每时每刻的所作所为去体验这种特质，如对于外向，我们可以提问：

★你所想、所说、所做的什么，让你有外向这个特质？
★是什么使你向外向这个特点发展？
★你所做的什么使你认为自己有外向的特点？
★是什么启发了你，让你有兴趣，朝你喜欢的特质去发展？

不需要发展出一个完整的故事，只需要发展和构建支线故事即可。例如，你觉得自己是一个很棒的治疗师，可以问自己：

★我做了些什么，可以显示出自己是很棒的治疗师这种感觉？
★有谁注意到了我的这个特质？
★我从哪里学到治疗师所需具备的技能的？
★随着时间的积累，我作为治疗师的技能有没有改变？

第二部分

实　务

第五章　外化对话——解构问题故事

问题外化（externalizing of problems）是叙事疗法最主要的治疗理念和技术之一，也是叙事疗法最具特色的治疗方法。人之所以产生适应上的问题，是因为个人的实践与主流叙事之间存在矛盾。但在一般状况下，人们并不会发现那些主流论述对他们的压制，因此必须透过重新辨识自己与他人的关系，通过使问题外化的方式和过程，重新思索自身意义与主流论述一体化的关联，找出其中不相容的地方，进而创造新的可能性，向原先界定与规范自己的论述发起挑战。在叙事疗法中，被用来将个体与问题分开的方法便是外化，外化可以给新故事打开大门。

一、对于心理问题形成的理解

1. 对于问题的内化理解

许多人认为他们生活中的问题是自己或者周围人的品性的反映。这样的理解所推导出的解决问题的努力和方法往往会导致问题加重。问题加重的状况又会使人更加坚定地相信他们生活中的问题是其性格或者天性使然，问题在自我的内部，如此就形成了一个闭环：问题是品行的反映—解决问题—问题加重—更坚信问题是品行的反映。

对于问题的内化理解以及由这种理解塑造的行为，是问题产生的前提条件。人们对生活内化理解的思维习惯是一种文化现象，故人们咨询的很多问题实际上是文化带来的。生活和身份的内化思考可具体表现为：①把人分类，并且进行标签化，如“剩女”、离婚者、无家可归者、穷人、疯人、弱者；②使人的身体客体化，通过对人身体内部失调的分类与定位，把人的身体分为虚弱或强健等；③对人的心理健康状态进行正常与异常的判断，用精神疾病诊断标准来判断自己和他人的行为和思想。

例如，许多人被诊断为“心理有问题”“心理功能失调”或“心理功能不良”，这样的判断往往为人们所接受，甚至有些人会感到高兴：“我终于知道自己为什么不能去实施计划或者目标了，原来是病了！”于是，人们认为“我病了”“我是无能的”或“我是不胜任的”，他们在生活中的行为则更加趋向被标签的形象，而不是朝着自己的人生目标和理想迈进。

2. 对于问题的外化理解

外化对话能让人们体验到“我不是问题”，把问题对象化，而不是把人对象化。当问题成了问题本身，不再是个人的品性或者特质的体现时，解决问题的方法就清晰可见了。在外化问题时，人本身和人与人之间的关系不是问题，问题本身才是问题，人和问题的关系才是问题。

外化是叙事疗法中解构问题故事的方式。外化的过程会将个体与问题分离开，如果来访者把自己视为问题的话，他们解决问题的方式就将受到限制；如果来访者认为问题并不存在于自身的话，他们就能够理解自己与问题的关系。外化是去解构问题故事，也就是解构这个人心理上不和谐与不协调的方面。通过外化，我们可以找到一个缺口，新的内容可以在那里产生。我们要让来访者看到外面的世界，而不是被问题主导。在外化对话中，问题就是问题本身，可以看作某人自我认同的客体化。外化对话把问题本身当作客体，与文化实践把人当作客体形成鲜明对立。

例如，“一个酗酒的人”和“一个人的生活被酒精所干扰”是完全不同的视角。将问题与个体分离，将提升来访者的希望，并能帮助来访者摆脱某些故事情节，如自我责备的故事。如果来访者能够了解所在文化如何导致了他的自我责备的话，那么，他就能对具体故事情节进行解构，并发展出一个更为积极的故事来。

问题外化可以打开空间，让来访者做自己故事的主人。将问题与人分开，把贴上“标签”的人还原，让问题是问题，人是人。对问题持外化观点的人认为，问题的运作会冲击或渗透进人的生活，是独立于人的存在。如果问题被看成是和人一体的，要想改变就相当困难，改变者与被改变者都会感到相当棘手。问题被外化之后，问题与人分开，人的内在本质会被重新看见与认可，转而有能力与能量去解决自己的问题。

叙事疗法认为来访者的外化态度比技巧更重要。问题外化不是要消灭、铲除或杀死问题，而是透过外化创造一种语言和关系的情境空间，让原本被问题挤压和控制的个人能够想象并活化个人如何与问题有不同的关系或较偏好的关系。治疗过程就是要使外化对话逐渐代替问题对话，其意义在于使外化的态度与技能不断在治疗关系中持续展开。

3. 通过外化解除消极自我认同

我们如何看待一个人？我们越能把人与问题分开，就越能使用外化的语言。当人们经验到“卡住”“迷失”“打转”时，他们很可能是不清楚自己在生命中的位置。当问题成为一个与人分开来的实体，当人们不再局限于他们自我认同的“事实”，如“我是抑郁症”“我无能”“我是强迫症”等论述，采取行动面对困境的选择就出现了。把人的自我认同和问题区分开来并不是让人对问题不负责任，与之相反，它使人更能承担责任。

如果一个人就是问题本身，他能做的就非常少，因为每一个行动都意味着自我破坏。但是，如果一个人和问题的关系划分得很清楚，改变这种关系的一系列可能就出现了。外化对话有助于人们消除在问题的影响下对自我认同得出的消极结论，通过外化对话，可以促使来访者看清寻求心理帮助的问题的发展过程，这是一种关系演变过程。外化这样的阐释可以改变人们对自我认同的定位。结果是人们不再与这些负面定论纠缠在一起，可以探索自己生活的其他方面，从而对自我认同得出积极结论。外化对话，对于负面自我认同的解构是很有帮助的。

二、外化对话的提问形式

1. 与新闻调查类似

新闻调查的主要目标是揭示和呈现事实真相，在此过程中，记者通常会通过对事件当事人的采访或对某领域专家的访问来呈现事件的真相。在心理咨询和治疗中，咨询师提出问题，来访者如果假设自己处于一个新闻调查记者的立场，则会有助于看清问题的特征、表现及其影响。叙事疗法不鼓励来访者把注意力放在解决问题、改变问题或与问题直接对立上，而是通过采取新闻调查记者采访式的外化对话过程，让来访者体验到问题和自己是可以分开的。

例如，一位被诊断为双相障碍并长期接受药物治疗的来访者前来咨询。来访者咨询的诉求是：怎样控制情绪波动？按照常人的理解，一个人的情绪波动是缺乏控制的表现。这样的理解会给双相障碍者带来压力，并且认为自己是个失败者或者很无能，不能控制自己的情绪。用叙事的观点与来访者进行访谈，外化对话不是要他与情绪波动（像坐过山车一样的情绪）以及行为的极端表现相对抗，也不是教育他应该控制情绪或者给出控制情绪的建议，而是要求来访者描述情绪波动：情绪波动的特点和规律是怎样的？每次发作持续的时间有多久？发作时，一般怎样缓解？

这样的提问有利于减轻来访者受情绪波动影响又难以控制所产生的挫败感，有利于来访者看清楚情绪波动的特点、规律以及缓解的策略，使来访者有机会在咨询师的陪伴下看清楚困扰自己的症状，同时，也使来访者有机会看清情绪困扰只是他自己人生的一小部分，为他重塑自己的生活目标做好铺垫。

外化的提问为来访者提供足够的空间以充分了解他自己，如他的人生目的和价值，并尽可能详尽地描绘出来，制订出与这些目的和价值相协调的更加合理的行动计划。可以重塑来访者与症状之间的关系，这对于人们生活的质量有积极影响，并且有利于减少疾病的易感性。

外化对话一开始需先对问题进行“冷”处理，以帮助人们有机会跳出问题，也就是说，站在问题可以控制的范围之外看问题。这样做，人们通常会感觉问题带来的脆弱感减少了，开始觉得它们带来的压力减小。这种效果在来访者的问题本身就含有压力的时候显得尤其重要。就双相障碍来说，在情绪循环转换的过程中，来访者会不断感受到压力。这就解释了为什么任何一种鼓励来访者与双相障碍对抗的对话，那种让来访者去对峙突然产生的兴奋或者抑郁的方法，会让来访者在双相障碍症状面前感觉更加脆弱。鼓励来访者像新闻调查记者一样看清情绪起伏的规律和特点，才能找到缓解的办法。

2. 用比喻引导行动

当人们开始采取行动，减少问题的影响，并且开始去追寻自己认为有价值的生活时，引导行动的方法主要取决于描述问题影响的比喻。例如，如果人们把问题影响看作是压迫性的，压迫得自己喘不过气来，则他们对于问题的态度就可能是反抗性的，采取的行动则会是把自己的生活从问题的控制下解放出来；如果人们认为问题的影响是不公平的，则可能采取道德正义的态度，采取的行动则会是修正这种不公平；如果人们认为这种影响是信息缺乏，则会采取教育的态度，随后的行动则是去教育来访者，使其了解生活中什么对其最重要。

在治疗性对话中，比喻有无数种可能，而且往往是很有效的。外化对话中出现的比喻都来自对生活或自我认同的理解。这些话语影响了人们解决问题的行动，也在塑造人们的生活。来访者对问题影响的比喻是多样性的，这是因为它们大部分都是来访者创造的。在治疗的过程中，选取最全面的比喻很重要。事实上，人们很少只用一种比喻来解释他们所采取的或计划采取的修正与问题关系的行为。

例如，曾经有一位被诊断为双相障碍的人，在接受叙事疗法时，她把处于情绪高涨和思维行为反应速度增加时的自己比喻为“飞驰的马达”，把处于情绪低落和思维行为反应速度减慢时的自己比喻为“酣睡的树懒”。随着“飞驰的马达”和“酣睡的树懒”交替出现，她找到了自己心理状态的规律和应对的办法。她告诉我，当处在“飞驰的马达”状态时，她会抓紧时间高效地做自己需要做的事情；当处在“酣睡的树懒”状态时，她要求自己能按时起床、按时吃饭就行了。这位来访者通过形象的比喻使问题外化，很好地把自己和症状分开了，并且根据不同状态下自己的社会功能，巧妙合理地安排了自己的工作和生活。

三、外化的技巧

外化是一种治疗方法，这种治疗方法鼓励人将困扰自己的问题客体化和拟人化。在这样的过程中，问题就变成了与人分开的实体，变成了人之外的东西。问题原本被视为属于人或关系内在而较不易改变的，外化之后，问题变得比较容易改变，比较不束缚人了。

1. 使问题客观化

将问题与来访者分开，使来访者有一定的空间来省视问题和自己的关系。例如，“他的误解是如何让你感到难受的？”“内向是怎样让你无法和人形成朋友关系的？”。这些问话能使问题客观化。

2. 给问题命名

咨询师可以请来访者为其描述的困扰或经验起个名字，例如，“你已谈了不少有关你在学校里的一些事情，如果要为你在学校里碰到的讨厌的事取个名字的话，你会叫它什么呢？”。在治疗的初期来访者的叙述仍不充分时，命名可能会有困难，此时可暂时以“它”或“这个困扰”来指称，等到信息较多时，再请来访者命名较为妥当。

3. 拟人化描述

这是较具戏剧效果的方法，将问题视为有生命的个体，它是有动机、有想法、有感受的，它会侵入来访者的生活和人际关系。如“冲动这个家伙经常对你说些什么？”“逃避这个坏东西似乎会溜进你的学校，你知道它有什么企图吗？”。

四、外化的步骤

麦克创立了“立场说明”地图，这个地图把外化对话分为四个基本步骤。这四个步骤更容易解释外化实践，使外化技术更容易应用在实践中。

（一）“立场说明”地图

外化问题，对问题采取立场的转变，会改变人们对问题的看法。让来访者对问题有一个立场，之后想一下对这个问题可以做什么，这样可以让咨询师和来访者一起讨论，发展出更多的故事。外化对话的四个步骤分别有一种探讨方法。四种提问之所以被麦克称为“立场说明”地图，有两个原因。

第一，因为这四种提问可以建立一个语境。在这个语境中，人们可以看清他们生活中什么是重要的，有机会选择自己对生活中问题的立场和观点，对自己的问题更有自主权和发言权。这对于绝大多数人来说，是少有的经验和经历，因为人们常常需要面对的是他人对自己的问题和困境的判断和观点。

第二，可以借这四种提问明确咨询师的立场。这种立场不会把咨询师放在一个中心位置，咨询师不是来访者对自己的问题和困境的立场的主宰者，但是，咨询师是有影响力的。通过这四种提问，来访者有机会明确自己的立场，并说明持这种立场的原因。

叙事咨询师的角色是去中心又有影响力的，但是，真正能做到这一点很难。我们常常碰到感到非常挫折、有绝望情绪的人，或者焦虑不安、寻求问题答案的人。他们来咨询之前尝试了很多办法，都未能奏效，因而感到精疲力竭。在这种情况下，咨询师常会不自觉地对来访者的问题采取某种立场，通过专业知识和以往的咨询经验，采取一系列干预措施。在实践中，常常有这样的状况：当来访者诉说一段话之后，咨询师很可能说“我可以看到这些事情对你的生活有这些影响……，我们可以针对……，采用……进行干预”。这样的回应是以咨询师为中心的，即咨询师认为来访者的问题对其有什么影响，咨询师认为应该怎样进行干预。此时，咨询师似乎成为判断者和指点迷津者，处于主导地位，赋予来访者问题以意义，把自己对问题的理解以及应该怎样做告知来访者。这样的做法常使合作的大门关闭，来访者处于被动的地位，似乎可以一切听从咨询师的意旨；尝试一段时间之后，来访者会感到无能为力，咨询师也会感到精疲力竭。

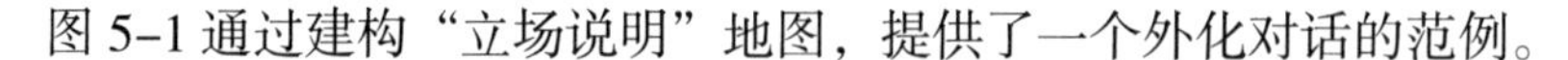
图 5-1 通过建构“立场说明”地图，提供了一个外化对话的范例。

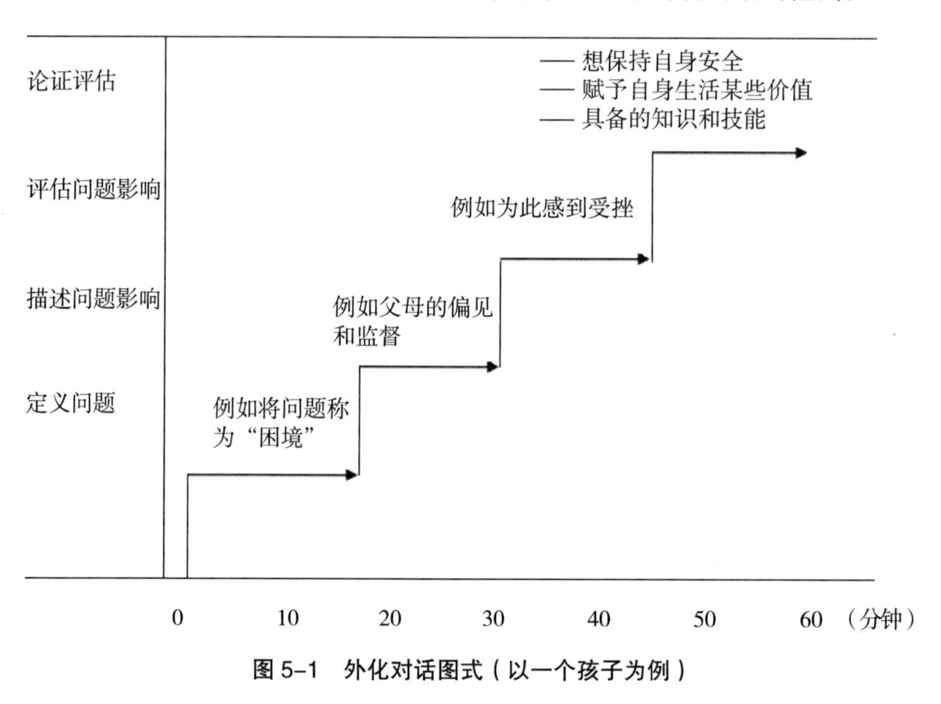

图 5–1　外化对话图式（以一个孩子为例）

“立场说明”地图为组织外化对话提供了基础。麦克·怀特建议使用地图来画出外化对话，作为提高技术的练习（图 5–1）。但需要说明的是，虽然这个地图展示了对话发展的线性进程，但是在实践中，标准的线性发展是很难见到的。人们在一个阶段中的问题和解释，可能会在另一个阶段中得到修正，这样反反复复的进程在所有阶段都显而易见。

（二）外化的四个步骤

1. 定义问题，商讨出具体独特且贴近来访者真实经验的问题命名

在第一阶段，咨询师和来访者一起探讨前来咨询的问题和困境的定义。在探讨的过程中，来访者的问题和困境得到充分的描述，通过充分的描述，贴近经验的、具体独特的命名就会慢慢出现。“贴近真实经验”的问题定义是根据来访者的说法和他们对生活的理解得出的。使用“具体独特”这个词，是因为不同的人对问题和困境的感知不同，同一个人在不同的时间对问题的感受也不同。没有任何一种问题或困境，会直接成为其他问题或困境的复制品，也没有任何一种当下的问题或困境是过去的问题或困境的复制品。因此，发展一个经历，贴近来访者的经验，用当事人的语言理解他的问题，以把问题分开。

例如，某大二女生，困扰她的症状是随时都可能出现的怕脏的想法和行为。在教室里，如果一个穿长裙的女生上厕所后回到教室，她就会想：“那位同学在上厕所的时候，裙子边缘很可能会沾到厕所的地上，很可能沾染脏的东西。她回到教室，长裙上粘的脏东西会沾染到教室的地上。我走过了她走过的地方，我的鞋上也沾了脏东西。”想到这里，她就听不下去课，赶紧去宿舍更换鞋子和衣服。在街上，当她看到一个人呕吐时，即使那人离她还有一段距离，她也会想：“那个人呕吐的东西会以飞沫的形式被风吹散在空气中，很可能沾染到了我的身上。”在咨询中，当来访者跟我说了好多这样的症状之后，我问她：“如果把这些困扰你的症状打包，用一个简洁的词来形容的话，你会用什么词呢？”她想了一下，之后说：“阻碍石。”我接着问：“阻碍石在你的生活中什么时候会出现呢？”她说：“如影随形，随处可见。”我又问她：“阻碍石的出现是否有规律呢？”她说：“没有规律，像幽灵一样。”我对她说：“幽灵，好形象的命名啊！我们就把困扰你的问题命名为幽灵吧！”她连连点头。

像上面这个例子一样，通过丰富的描述和确切的定义，可以使咨询对

话更丰富、更有力量、更符合来访者的实际，也就更容易起到作用。正是在对问题的丰富描述中，人们已经拥有的知识和技能才可以变得有用，来访者可以行之有效地处理问题。外化定义问题有以下三个要点。

第一，动态发展的界定。在治疗的过程中，问题外化的界定看起来固定不变，其实还是会随着时间而变动、发展的。尤其是人因为想充分呈现问题而努力寻找描述的词汇时更是如此。有影响力的问话对问题界定的影响很大。

第二，从“专业”到“通俗”的界定。有时候人们会用专业的诊断来界定自己的问题，如在上面的例子中，那位女孩常被诊断为强迫症。但是，这样的界定会使问题显得千篇一律，失去每位个体问题的独特性，无法使人找到独特的方法，有时反而会降低人体验自主感的可能，会使人失去介入问题的可能性。对问题建立比较贴近来访者的定义非常重要。这种定义和自身经验密切相关，使用这样的定义更可能使处理问题的方法显现出来。

如果来访者对命名感觉困难，则需要灵活引导，我们可以说：“要不我们先把问题或困扰起名‘小 A’？直到你告诉我真名是什么，好吗？”我们可以用“小 A”来提问：“你今天起床时，小 A 在不在啊？”在儿童和青少年的咨询中，让孩子们去画问题也是一个不错的方法，提问：“这个问题长什么样子呀？把它画出来怎样？”当孩子画出来之后，我们可以问：“对这幅画，你想取个什么名字？”

在平常的工作中，我们更多的是对问题命名，实际上，可扩展更多的命名，如对进展、发展、意义等命名。这些命名能够让人们观察到转化，使得支线故事变得更丰厚，就像有一盏灯，往新的方向去照亮。所以，多个方面的命名使来访者更容易想起和发展故事的新的意义，咨询师不断把光照在新的发展和新的意义上，帮助来访者去选择新的生活方向。

麦克·怀特曾经在他的著作中描述了一位 11 岁的男孩的故事，在其中，麦克询问：“你在沙滩上拒绝去惹麻烦这个行为，你会称之为什么呢？”那位男孩与其家人都比较诧异，他们之前从没有想过这个问题，不知道怎么去称呼。麦克喜欢对来访者说："我们之前已经为你带进咨询室的那个问题命名了，我现在也希望为你问题以外的其他部分命名。"一旦他们另外的行为被命名，咨询师基于这个行为去问其他问题就变得更加容易。如果他们把这个命名为"抵抗"或者"反抗"，接下来可以提问："在你的生命中，抵抗和反抗在什么时候出现过，在什么时候又消失不见了？"这样会更容易问接下来的问题。

第三，以名词形式命名更有助于把问题外化。

例如，关于"焦虑"，把"我是一个焦虑的人"换成"焦虑如何影响你？""焦虑使你做了什么？"，以名词的方式来表达问题。如果来访者说："都是因为其他人的问题，我才愤怒。"咨询师不必立即尝试说服来访者，而是坚持以名词来表达，把愤怒与来访者分开，我们可以提问："愤怒什么时候会出现？""愤怒什么时候会溜到你的生活中？"当我们一直用外化语言的时候，来访者会逐渐被我们影响，也会逐渐应用外化的语言以及外化的思维模式。

2. 描述问题的影响，从不同维度来定位问题的影响

外化对话的第二个阶段是对问题在生活的各个方面的影响进行审视，包括以下几个部分：

第一，对环境的影响，如对家庭、单位、学校环境的影响。

第二，对关系的影响，如对家庭关系、朋友关系、同伴关系、自己与自己的关系的影响。

第三，对自我认同的影响，如问题对人的目的、希望、梦想、愿望、价值的影响。

第四，对未来的影响，如问题对一个人未来可能性的影响。

把这个过程慢下来，我们要做的就是定位问题的影响，不是找到问题的解决方案，而是讨论这个问题对来访者造成了哪些影响，这是解构的过程，就像面对乱成一团的线，当我们找到其中的线头，并且把每条线梳理

开，就能观察到里面有什么，当我们看清楚之后，就可以做点什么了。

对问题影响的提问给外化对话提供了基础，会减轻内化对话对来访者的影响。如处于抑郁状态中的人往往认为自己“没有价值”“无用”“是累赘”等，他们的家人和朋友可以看到其他部分，常常用劝慰的语言来说话，如“我觉得你很好”“我觉得你很有价值”等。但这些安慰的话语显得苍白无力，甚至有时会加重人的无力感。“我没有价值”与“我觉得你很好”这些都是来访者与其周围人的内化对话，即对一个人进行评价的结论性描述。而外化对话会为人们提供空间，如“抑郁出现多久了？”“抑郁的程度变得更严重，还是变得更轻一些了？”“抑郁影响到你的生活的哪些层面？”“抑郁对你的压迫感有多重？”等，类似这样的外化对话可以使来访者本人与问题剥离开，从而看清问题的影响，改变消极的自我认同。

探索“问题”对人的影响的问句可以从四个方面着手：

（1）问题发展的时间，如：这个问题出现多久了？这个问题的程度变得更严重，还是变得更轻一些了？

（2）问题覆盖的范围，如：这个问题影响到你的生活的哪些层面？它影响了你的学校生活，还有家庭生活，或者其他部分吗？

（3）问题波及的深度，如：这个问题对你与朋友的关系的影响有多深？这个问题对你的压迫感有多重？

（4）问题是怎样形成影响的，如：“自责”是如何告诉你，你应该对父母的离婚负责？“孤单”是如何侵入你的家庭，偷走了你的快乐？这个问题怎么在你生活中存在呢？什么维持了你这种状态呢？“伤心”如何让你知道它的存在？“沉重”是如何出现在你和你妈妈之间的？“害怕”如何阻止你做这件事？还有谁被愤怒、争吵和烦躁等情绪所影响？如何被影响？

厘清问题在各种层面产生的影响，会为人们打开广阔的视野，寻找并辨认独特的结果。因此，厘清问题对人的影响，就不会局限在问题与人或关系的狭小焦点之上。问题与问题的影响力有一种互相依赖的关系，可以说，问题依靠其影响力而存在。影响力构成了问题的支持系统，影响力可以视为问题生存的必要条件。

例如，小雨在初三时被诊断为“抑郁症”，学校给予了小雨很多照顾，对其要求也宽松了很多。小雨可以不写作业，随时请假在家。父母也是关怀备至，经常说：“只要你开心，怎么都行。”患上“抑郁症”后，小雨感觉自己的世界一下子变了，所有人都不再要求她按时作息，完成学业。这样的状况使小雨离同学越来越远，渐渐地不想上学了，每天待在家里玩玩手机、打打游戏。但是，看着同学们每天朝气蓬勃地学习和生活，她又经常唉声叹气。

小雨由爸爸妈妈陪同来见我，我问小雨：“抑郁症给你带来了什么？”她的思维非常清晰，告诉我：“抑郁症开始带给我很多‘特权’，后来使我越来越懒散，到现在我基本上是旁观者了，无法融入同学的生活中。”她的父母则说，抑郁症使小雨原来的好习惯逐渐消失，养成了很多坏习惯。正是这些坏习惯使她逐渐脱离学习生活，跟同学越来越疏远。

我对小雨说：“从你和爸爸妈妈所说的，如果这些坏习惯使你变成生活的旁观者，使你无法过上向往的生活，你有什么感觉呢？”她回答说：“我觉得很无聊，很担心。”我问她：“担心什么？”她说，担心学业以及自己的未来。之后，我们谈了小雨被诊断“抑郁症”之前和之后的生活，以及她向往的未来生活的样子。小雨开始反思如何一步一步改变，重新融入学校生活之中。

3. 评估问题的影响

在第三个阶段，咨询师鼓励并支持来访者评估问题对他们生活造成的影响。评估问题的影响也是一个解构的过程，我们可以这样提问：

★问题的影响对你来说，是好的还是坏的？

★是积极还是消极的，或者两者兼而有之，或者两者都不是？

★你喜欢那样的影响吗？

★请告诉我，在此期间纠结和挣扎是怎样的？（让来访者对问题的影响有真实的感受。）

★你对这件麻烦的事有什么感觉？

★你喜欢沉重的感觉来到你和妈妈之间吗？

★当害怕阻碍了你去看电影时，这让你感到高兴、难过或是什么其他的感觉？

这些问题让人们能够停下来审视自己的生活，对于许多人来说，这是新奇的经历。因为在生活中，这些评估通常是别人做的，如父母、老师、咨询师、治疗师、社会工作者等，当事人基本没有对其生活困境评估过。人们对问题影响的立场往往是复杂的，体现在不同的评估中，如一个人可能会喜欢问题带来的某些结果，但不喜欢其他的结果。

例如，对于被抑郁困扰的来访者，当我们去评估问题影响的时候，可以提问："抑郁对你造成这么多影响，这些影响对你来说是OK的吗？还是你对这些影响有自己的想法？"来访者可能会说："我当然讨厌抑郁对我的这些影响了。"然后，咨询师可以继续追问，不一定是让他辩护，而是让他解释为什么他不喜欢这些影响。问这些问题的目的，并不是想知道事实，而是尝试将抑郁与这个人分得更开。

一开始来访者觉得"我就是抑郁"，咨询师通过这样的问话把他和问题分开，让他看到："我跟抑郁的关系是怎样的，我对抑郁做了什么。"有些咨询师会非常巧妙地问："这个抑郁今天计划着想要对你做些什么？抑郁对你做的计划与你对抑郁做的计划有什么不同呢？"像这样进行提问，我们就创造了一个机会，让来访者可以对抗抑郁，慢慢地让他与抑郁分开。在对话中，来访者可能提到某一天没有被抑郁完全征服，我们可以提问："抑郁没有使你这一天不上班，这说明了你的一些什么呢？"所以，外化对话有这样的功能：创造出人与问题的空间，使人看到有价值、有意义的是什么，看到自己的空间。

4. 论证评估

在第四个阶段，询问"为什么"人们做这样的评估。我们可以这样提问：

★你为什么对此感到不舒服？

★对这样的变化，你为什么有这样的感觉？

★你为什么在这个过程中选择这样的立场？

★如果影响是坏的，请告诉我为什么是坏的？什么让你知道，那是坏的？

★为什么你觉得这不是你人生中所想要的？你比较想要什么？

★为什么“害怕”阻碍你去看电影时，让你觉得伤心？

★当“懒惰”阻碍你完成某事时，是什么使得你觉得如此困窘？

★你能告诉我你的一个生活故事吗，让我更了解为什么你在事情发展过程中采取这样的立场？你妈妈会讲一个什么往事来说明你为什么这么不高兴？

问“为什么”的问题，对于帮助求助者表达对自己生活的理解、目标和愿望、知识和技能、自我实现等，都有非常重要而深远的意义。问“为什么”的问题，还有助于人们形成较为积极的自我认同，从而取代那些与生活中问题相关的自我定论。

被询问“为什么”的问题时，来访者经常用“我不知道”来回答。在咨询中，这样的状况可以通过以下三种方式来处理。

第一，咨询师可以提供支持，尝试回答问题，从而使来访者体验到他们自身对这些事并非没有了解。这种支持可以用多种形式呈现，如可以通过对问题和困境给人们的生活带来哪些影响或者对那些影响所做的评估提供“编者按”，以使来访者回顾并丰富困境和问题的主要影响及其对这些影响的评价，从而对“为什么”的问题提供回答的基础。

第二，列举其他人对类似“为什么”问题的回答，如“前几周我见过一个人和你面临同样的处境，他也对生活不满意。当我问到他为什么对生活不满意的时候，他说……这对你的情况适用吗？还是你的回答完全不同？”提供别人对类似问题的反应，为来访者意识到在生活中他“为什么”处于这样的立场提供基础。其他人对“为什么”的回答常常让来访者能够看到自己的立场。

第三，做猜测游戏，适用于儿童对“为什么”的问题回答“我不知道”

的时候。可以邀请孩子的父母或兄弟姐妹猜猜为什么孩子关注生活中的某些事情，咨询师也可以猜一猜，然后问孩子：是否其中有些猜测接近于问题的答案？如果是，你会用哪些词语来回答这个“为什么”？如果孩子确定这些猜测都不接近，可以问他：你是怎么知道这些猜测都不接近的？这个问题很巧妙，通常可以启发孩子们回答“为什么”的问题。

对于外化问题，咨询师可以按照这四个步骤去提问，这四方面的问题是有逻辑关系的，每个提问都会把来访者往前推一步。

五、外化的应用

1. 对当下发现的问题进行外化

外化的语言在治疗中随时都能呈现出来，例如，在治疗中有了一些进展，我们可以问：“抑郁看到这个进展，会很不开心吧？”这就是典型的外化语言。坚持使用外化语言是非常重要的，可以让来访者意识到人不等于问题，给他们空间，给他们希望。当我们用外化的语言去提问时，来访者可以选择去对抗问题，在此之前，他们只能去对抗自己。许多叙事咨询师询问来访者：“你们最喜欢叙事的哪一点？”得到最多回答的是：最喜欢的是“我不等于我的问题”。

做叙事咨询时，焦点可以放在当下的体验上。来访者在描述一个体验时，让他们用身和心去感受这个经验，而不是只用头脑来描述。咨询师不要控制来访者在体验什么，而是在旁边陪伴他，去体验来访者作为整体的人的存在。就像我们在一个黑暗的房间里，共同去解开一个谜团，双方互有反应、互有协调，这种感觉证明了我们在一起协调做工作。

2. 对青少年来访者进行问题外化

外化对于青少年来说更加重要，因为他们想弄清楚自己到底是谁，自己是什么样的人。如果我们可以把问题从他们对自己的定义中剥离出来的话，对他们会很有帮助。在面对青少年的时候，我们首先需要把问题从这个人的内在拿出来，把它变成一个外化的存在，然后，以此为基础去构建其他。当我们把外化的工作做完之后，跟成年人去做重写对话的工作会更加容易，因为他们有更多的人生经历。相对于成年人，青少年的人生经历比较有限，他们可能想不到没被问题影响的经历，这时我们可以用意图性理解去提问："对你来说，生活中什么是重要的？"生活是由人们主动参与的意愿和投入生活的行为构成的。在外化对话的发展过程中，这样的意图性理解可以为重写故事的对话提供切入点。

对于抑郁，我们很容易给它命名，把抑郁外化出来，去问一些外化的问题。对于青少年抑郁进行咨询的效果不理想时，有一种可能性是，对于抑郁的外化还不够充分——青少年可能认为抑郁存在于他们的内在。我们可以这样提问：

★"抑郁"对你有什么计划？

★"抑郁"希望你这个学期怎么度过？

★"抑郁"想让你度过这个学期的方式，跟你想度过这个学期的方式一样吗？

抑郁的青少年习惯了别人告诉他该怎么做，习惯于自己生活的失控，不习惯掌控自己的生命。如果咨询师给这些青少年一些建议的话，就跟青少年身边的人一样在掌控他们的生活。所以，我们应该把青少年当成对他自己的生命有更多责任的个体。对微小的事情进行提问，对能够显示出他们对于生命的掌控感的事件进行提问。对于来访者来说，用外化的方式去提问，他们会感觉这是一种很新异的没有经历过的体验。通过这样的提问，帮助他们发展出一个他们自己从来没听过的关于自己的故事。

有时青少年也要面对问题卷土重来的状况，如果没有准备，他们往往会觉得灰心丧气，对于疾病的应对变得消极。因此，咨询师最好和来访者一起，事先针对问题故事再次上演时的情景拟定对策并加以演练。

★如果这个问题试图再回到你的生活，你有没有什么计划可以去准备，以使自己能够再次面对问题所造成的一团乱？

★如果你的成绩再次退步，而且未能按时到校，你想如何阻止这些老问题再次侵袭你的生活？

3. 外化在家庭中的应用

外化可以帮助家庭成员把自己、关系和问题分开，从非问题的新观点、新视角描述自己、彼此和彼此的关系，从而发展出不同的家庭生活，这同时也是对家人比较有吸引力的故事。从这种新的观点和角度来看，人能够找出生活和家庭关系中，与自己充满问题的描述相互矛盾的“事实”，而这些“事实”在原有的描述中是难以被觉察到的。新的故事之所以能够产生，关键就在于这些“事实”，咨询师可以鼓励家庭成员透过问题外化时的良好反应，把这个做法扩大到其他范畴。外化对话有潜力提供一种环境，让已经失去连接的家庭成员能够重新走到一起，采取共同的行为来处理他们遇到的问题，重新界定问题。

对于家庭，可以尝试对积极的改变命名，促使家庭成员团结起来去面对问题，可以问：我们现在发生的是什么呢？此刻我们在咨询室里的互动偏向积极方向吗？是否可以用“互相尊重”来命名？我们不只要反抗问题，也要去建构和创造。

4. 对罪恶感进行外化

我们想要做的工作并不是除去所有的罪恶感，因为有时候罪恶感是有必要的，它让人有个立场，觉得自己要反对一些什么。

可以应用外化的方式来提问：

★你觉得这个罪恶感在对你说些什么？

★它在告诉你什么？

★它告诉你的内容对你是否有用？

★如果可在罪恶感之上建构一些方面，对于帮助你认识到罪恶感会起到什么作用呢?

★如果罪恶感给你带来痛苦，这个罪恶感是在向你呈现怎样的未来?

★它是在计划一个好的未来，还是与问题绑得更加紧密?

5. 外化与责任

经常有人问这样一个问题：把问题外化出来，不是让人逃离责任吗?我在最初学习叙事疗法的时候也曾经有过这样的疑问。外化技术非常有用，可以很快把人和问题分开，也可以给当事人增加很多力量，但是，对于很多不良行为，如一个人在冲动的情况下做出的很多坏事，砸东西、骂人等，那么，用外化去告诉他“人是人，问题是问题”，会不会起到纵容作用?让来访者觉得“我更有理由做这些事情，可以不负责任了”?所以，对不良行为，外化的技术是否适用呢?外化是不是可能导致人对自己的行为不负责任?

实际上，当我们去外化问题的时候，是用尊重个人的方式让人去承担责任的。例如，对于经常被愤怒和冲动控制的人，我们可以这样提问：“愤怒那个魔鬼让你干那些事情，我知道你是一个可敬的人，你并不想这样做，让我们来一起合作，看怎样来改变这些问题。”如果我们认为问题在一个人的内在，“这是我的问题，我的责任”，则很难改变这个行为。但是，如果我们和这个问题形成一种关系的话，它就是外化的，那么我们就可以去思考这样做会产生什么影响，就可以更适当地调整和它的关系。也就是说，我们可以处在更有利的位置，为这个问题承担点什么或者做点什么。

在生活的对话和互动中，我们都在互相规范，彼此形塑，但需要思考的是：

★我们在关系中塑造出了什么样的自我样貌?

★此种样貌满足了谁的利益，牺牲了谁的利益?

★谁得到发声的空间?

★谁的声音被吞没?

★谁被认为要负起另一个人的责任？

邀请他们负起自身行为的责任，改变行为的过程有两个原则，一是将行为的责任放置于超过个人影响的范围；二是邀请来访者看见并强化自己行为的责任。

麦克认为，经由外化对话，来访者可以将自己的行动和后果连接起来，然后，反省自己的经验，表达某种抽离实际状况的责任。麦克说："我一再强调概念发展，因为概念发展让来访者得以负起责任来。可以用外化对话提升或发展责任感，而不是消除责任感。重点不是外化导致这个结果，而是接下来发生的事情。"

麦克·怀特的访谈对话

一位年轻人惹了很多麻烦，在家里和学校都有过暴力行为，对弟弟、妹妹、母亲很暴力。母亲陪同年轻人前来咨询，说了很多她自己的挫折和焦虑，觉得自己是个失败的母亲。来访者对于母亲的话没有任何反应，即使母亲哭了，他也无动于衷。麦克看他不大在乎，于是转向他，试图让他参与对话，但他不理会。这位年轻人被大家认为"缺乏自省""不负责任"。

"责任"不只是一个名词，还是一种概念。这位年轻人懂得这个名词，但只懂得字面含义。对他而言，这个名词的意义完全没有发展出来。麦克认为，没有形成概念就没有行动的基础，无法采取负责的行为。外化对话能确实打开发展这些概念的机会之窗。

这位年轻人把暴力行为取名为"伤害别人"，麦克请他进一步描述"伤害"。他说："伤害和脱离家庭有关。"关于对自己的状况有什么感觉，对于"伤害"及其后果的经验，他说："我不大高兴现在的状况，我在意。"

麦克：你这么说是什么意思？

来访者：我的意思是，我不喜欢这样。

麦克：为什么？

来访者：我也不知道为什么。我不要像我姐姐那样过日子，所以，我在意。

（注：来访者的姐姐十六岁，与一个比较年长的成年伴侣以及他的两位男性朋友住在一间公寓里。）

麦克：好，我了解你在意，因为你不希望像你姐姐那样生活，但我还是不了解为什么你在意自己和家庭疏离。我不了解这一点。

来访者准许麦克询问他的母亲，于是麦克转向母亲。

母亲：可能因为他会错过的一切。

麦克：错过什么呢?

母亲：归属感。

麦克：你同意这个说法吗?

来访者：归属感。

麦克：你说的"归属感"是什么意思?

这些问题协助他发展这些概念。看到他的母亲在哭，伤害如何影响他的感觉。

麦克：它让你感觉如何? 让你觉得悲伤吗?

来访者：我不确定。

麦克：对你而言，它的影响就像它对你母亲的影响一样吗? 像是流泪，或是其他方式?

来访者：其他方式。

麦克：我看得出来她的身体何处受到影响。你呢? 你的身体何处受到影响? 这里? 那里? 还是哪里?

来访者：心脏（指着心脏的位置）。

麦克：你心里觉得悲伤的时候，那种感觉像什么?

来访者：我觉得自己完全是一个人，很孤单。

以前，他从未表达过这些感觉，这是第一次，又是一项成就。他将暴力行为连接到"伤害"，又连接到悲伤，连接到身体何处受到影响，连接到孤单——这些都是全新的发展。

很多人认为这位年轻人应该为他的行为负责，但是，他没有这么做的基础——责任是一种概念，不只是一个名词而已。

麦克：你自己觉得如何？

来访者：我觉得很不舒服。

麦克：为什么？你可以帮助我了解吗？

来访者：伤害和愤怒一起，控制了我的人生。

麦克：你的感觉如何呢？

来访者：嗯，我想整顿我的生活。

这就是责任感！麦克继续问他是什么意思，慢慢地，他说出“责任”二字。继续探索，“责任”在他脑子里成为一个概念。

经由外化对话，来访者可以将自己的行动和后果连接起来，然后反省自己的经验，得出结论，或表达某种抽离实际状况的学习。麦克一再强调概念发展，因为概念发展让来访者得以“负起责任来”。概念发展的步骤有如下五个方面：

第一，将问题外化；

第二，回顾后果；

第三，反省后果，然后针对这些反省问“为什么”；

第四，得出结论，关于自己的人生要什么、什么有价值、目标是什么；

第五，针对这些思考，继续发展，将字义变成脱离实际状况的概念。

六、外化的作用

（1）外化可以减少无益的人际冲突，包括争吵谁该为问题负责。

（2）外化能够降低失败感，很多人在努力解决问题，但仍然失败时，对问题的持续存在常常会有失败感。

（3）外化给人们互相合作铺路，使人们共同努力面对问题，避开问题对生活与家庭关系的影响。

（4）外化可以为来访者打开新的可能性，使人采取行动，从问题和问题的影响中恢复生活与家庭关系。

（5）外化可以让人采取比较轻松、有效、没有压力的方法来面对问题。

（6）外化可以为人们提供对话的可能，使人免于对问题只能独白的困扰。

总之，外化对话可以通过把问题对象化而改变内化的理解，它用对象化问题取代了文化实践中对人的对象化。外化对话能够使人体验到自己不是问题，问题成了问题本身。外化对话不仅使人们有可能重新定义自己与问题的关系，还可以通过尊重双方话语权的方式，在培养自我认同的过程中重新定位自己与别人之间的关系，重新开始他们的生活，为追求他们珍视的生活提供了很多可能性。

叙事对话实录

下面这个访谈的对象是一名大一学生，被诊断为重性精神障碍，住过三次精神病专科医院，休学两次，当时家人在学校附近陪读。

T：你好，你是第二次来咨询了，请告诉我你今天来咨询的目标是什么？

C：我现在看见人多挺怕的。

T：见人多挺怕的，是吧？

C：嗯！

T：上次咨询结束之前，我记得我们商量了一个要完成的作业，是吗？

C：噢，对！

T：有在做吗？

C：有，每天都在坚持做。

T：哇，真棒！每天坚持跑步，是吧？是妈妈跟你一起跑吗？

C：嗯！

T：跑多久呢？

C：40 分钟啊！

T：40 分钟啊，能跑 40 分钟！

C：有时候累了，就停下来走。

T：我们有多长时间没见了？

C：呃，有一个多月了，一个半月。

T：差不多一个半月了，你每天都跑，是吗？

C：嗯！

T：哇！在我认识的所有人里，你的坚持是最棒的！跑了一个半月，天天跑，身体有什么变化吗？

C：之前跑不了，一次跑不了5分钟，现在可以。

T：现在能一次跑5分钟，然后呢？就停下来走一走，之后再跑，是这样吗？

C：嗯！

T：真棒！这样做的过程中，你有什么感受呢？

C：我感觉跑完步挺舒服的。

T：跑完了挺舒服的，是吧？

C：嗯嗯嗯。

T：觉得自己比以前更有精神一些了吗？

C：嗯嗯嗯。

T：那你觉得跑步给你带来了什么呢？

C：持之以恒的精神！

T：啊，持之以恒的精神！这个持之以恒，除了跑步，还有什么是能表现出持之以恒精神的？

C：学习！

注解：叙事疗法特别注重找到来访者的某一个闪光点之后，再问一个相类的例子，这样就会让来访者觉得这个闪光点不是偶然的，进而增强来访者的信心。这里的“持之以恒”，开始是通过谈跑步使来访者想到了这种精神，我接着提问：“除了跑步，还有什么是能表现出持之以恒精神的？”目的就是想让“持之以恒”被故事化，上升到来访者的意识层面。

T：学习，太好了！这段时间都坚持上学，可以谈谈学习上的持之以恒吗？

C：现在每天晚上都在家里跟着老师上网课。

T：晚上在家上网课，那白天呢?

C：白天去学校上课。

T：为什么晚上还要上网课呢?

C：我自己报的班。

T：报班学习这门课的目的是要干吗呢?

C：学编程。

T：学编程，你想把这块学得更好，是吗?

C：对!

T：想要达到什么目标呢?

C：我个人比较喜欢游戏这一类的，我想自己开发一款游戏。

T：哇，好期待！你想开发一款游戏，所以你想要学编程。

C：嗯!

T：每天晚上都学吗?

C：星期天晚上不用学。

T：周一到周六晚上都要学，每天晚上学多长时间呢?

C：两个小时!

T：哇，从什么时候到什么时候?

C：晚上 8:00—10:00。

T：从什么时候开始?

C：噢，已经持续了一段时间，从今年的 3 月份开始学习。

T：今年的 3 月份开始，现在半年多了，你学到多高深的程度了?

C：没有!

T：这方面你真的是持之以恒啊，坚持得也特别好!

C：嗯，还好啦!

注解：来访者的主动言语特别少，基本上是回答咨询师的问话。在这一段，咨询师基本在用具体化技术不断贴近来访者来询问。

T：开始的时候，你说到怕人多，今天来咨询的问题也是这个，尤其是在学校的时候。你能去学校上课，跟同学的相处得怎么样呢？

C：嗯，一般都是别人来跟我聊天，我不太敢主动去找他们。

T：别人跟你聊天，上次我们说到一位副班长会跟你聊天，现在聊天的范围怎样？

C：啊，就多了两个女同学，我实验课的时候跟她们一个组的。

T：实验课的时候一组。实验分组是固定的吗？

C：差不多。

T：每一个实验课都跟这两个女生一组，你们会聊天。

C：嗯！

T：除了实验课上会聊，课后呢？

C：不聊了。

T：课上聊，你们都聊些啥呢？

C：她们不是很喜欢这个专业，想要没有实验课。

T：她们不喜欢做实验。

C：对，她们不喜欢做实验。

T：那你呢？

C：我还挺喜欢的。

T：噢，我感觉到你是可以被动跟别人聊天的，别人找你聊，你就会聊。主动地聊天怎样？前面我记得还有一个作业啊，就是要跟班长下课的时候在操场上走一走，走几圈？

C：我跟她去吃过一次饭。

T：噢！

C：但是，那次之后就没有再去了。

T：为什么呢？

C：有点怕！

T：怕什么呢？

C：就是，可能怕她不喜欢我之类的。

T：嗯。你怕她不喜欢你，这个想法怎么来的？

注解：来访者人际交往非常困难，基本不主动跟别人说话，我一直追问“怕什么？”，目的是促使她把她的内心想法呈现出来。当她说“可能怕她不喜欢我之类的”，我问“这个想法哪来的”，目的是想外化出这个想法。

C：我感觉自己说话挺没趣的。

T：感觉自己说话挺没趣的，这个观念又是怎么来的呢？

C：基本上，不会主动发起对话。

T：基本不会主动，有没有主动搭过话呢？

C：有时候学习上不懂的地方会去问一下。

T：会去问谁呢？

C：问我们学习委员。

T：你怎么去问的呢？

C：大概就是问一下作业什么时候交，然后，写什么作业之类的。

T：她怎么回应呢？你去问她的时候，你是用什么样的语言，什么样的态度？我们做个角色扮演，比如说，我现在就是那个学习委员，你会怎么跟我说？

C：那个C语言的大作业什么时候交？

T：你怎么称呼我啊？

C：学委。

T：嗯！

C：C语言的大作业，什么时候交？

T：嗯，后天交。

C：噢！

T：完了？还有说谢谢！

C：噢，对，好的，谢谢！

T：你去找学委的时候也像现在这样吗？这样看着我说话吗？

C：不敢。

这中间有一段行为训练，是请两位研究生跟来访者聊天，训练包含两点，一是讲话的时候看着人家的眼睛，二是带着感受回应。

T：好了，刚刚这一段你觉得怎样？

C：感觉自然很多了！

T：目光那一段，你觉得有底气，加上情感那一段，就觉得更自然，所以，就是“目光＋表达情感＝底气＋自然”，对吗？

C：嗯嗯！

T：你觉得还要再练习一下吧？

C：不要啦，可以了！我觉得练习了之后，挺舒服的。找学委的时候，找同学的时候，不会很害怕。

T：有练习就有准备了。

C：嗯！

T：刚刚的练习对于你后边跟人交往有什么启发呢？

C：嗯，我想多跟她们交流一下。

T：对，交流的时候，刚才我们训练了两点。

C：看着别人的眼睛，还有表达自己的情感。

T：对，其实你表达情感的时候，后面的表达越来越有意思了。情感起到的一个作用，你表达得特别准确——可以把你们的距离拉近，大家好像不只是那种公事公办的样子了。同学之间表达情感，相互询问“你是哪里的呀？”“他是哪里的？”“咱俩去吃点东西啊”，或者是去买一个什么，情感一近，大家就可以握手了，对吧？你期待这样的感觉吗？就像你前面讲过的，你跟同学之间一起有说有笑，一起做事情。

C：嗯，可以！

T：好，接下来我们谈什么呢？

注解：叙事疗法特别强调把主权交给来访者，在咨询中亦是如此，咨询什么、谈话的主题都请来访者来思考。这样做，可以使来访者更加积极主动地参与到咨询中。

C：我也不知道。

T：你也不知道，那我们总结一下。你看，从开始到现在，我知道你在持之以恒地跑步，也在持之以恒地学习，尤其是白天都去学校，晚上还在上网课。然后，我也知道，你除了跟副班长说话，还跟两个实验课一组的人聊聊天，会听她们吐吐槽，还可以跟学委进行一些事务性的交流。之前没有情感性的交流，刚才我们训练了一段。接下来，请告诉我，这一个半月除了跑步、学习，还有什么呢？还有什么想告诉我的呢？

注解：这一段使用了“编辑式语言”，咨询师把从开始到现在谈到的主要方面进行了概括，就像回放电影的关键片段一样，这样既能使来访者再一次重新体验，也能够起到概括梳理的作用，同时也使来访者与咨询师注意在一个点上，能够步调一致。

C：嗯，我们学校组织了大大小小的活动。

T：这些活动你会参加吗？

C：会！

T：噢，非常好！

C：看到了我去年的同学。

T：上一届的同学，是吗？

C：对，嗯，他们都成了我的师姐、师兄，嗯，跑步的时候，他们见了我还挺热情的，会开玩笑喊我学妹。

T：挺好，那个时候你有什么反应呢？

C：我也觉得他们对我挺好的。

T：你怎么感受到他们的好呢？

C：嗯，因为他们很热情。

T：噢！

C：会叫我的名字。

T：叫你的名字，让你有什么感觉呢？

C：我还是被人注视着的。

T：“我还是被人注视着的”这样的一个想法，对你来说意味着什么呢？

C：很温暖！

注解：“对你来说意味着什么”是叙事疗法里特别重要也特别基本的提问——意义询问，对于具体化询问来说，这是一个升华式的提问方式，可以使来访者更加关注自己的内在体验。

T：你很喜欢这样的感觉是吗？

C：嗯！

T：对，感觉很温暖，是这样吗？她们叫你师妹，然后，你喊她们什么？

C：嗯，我喊她们师姐。

T：你很幽默嘛！其实在那一刻，你感受到了人和人之间的热情和温暖，是吗？

C：嗯！

T：还有什么呢，可以继续说说。

注解：当某一谈话结束时，咨询师不应急于去表达，而应仍然贴着来访者，让她自己去想、去说，一直以来访者为中心，让她掌握谈话的主动权。

C：嗯，还有就是前不久，在我们小区的楼下，有人在那里摆摊求婚。

T：噢！

C：我凑过去看了一下，感觉挺热闹，也挺好玩的。

T：摆摊求婚！你也去看了一下，热闹好玩，其中的什么让你到现在还对摆摊求婚有印象呢？

C：我觉得被求婚的那个女生很幸福。

T：他们是有个仪式吗？

C：对。

T：说说大概是一个什么样的仪式呢？

C：嗯，就是像电视剧里面演的。

T：跪在地上？

C：对。

T：然后，男生对女生说：你可以嫁给我吗？之后送花之类的。你看我都可以成导演了。我看到我说这些的时候，你一直在笑，现在还在笑，怎么我这句话会让你笑成这样呢？

C：呃，我觉得好笑。

T：怎么好笑呢？

C：不知道。

T：你是不是觉得好像猜的特别对。

C：对。

T：所以，我可以当导演了！

C：嗯。

T：你觉得很好。

C：因为我是第一次亲眼见到。

T：亲眼见这个仪式，是吗？

C：嗯嗯嗯。

T：你觉得那个女生很幸福？

C：嗯。不过，是我的话，我会觉得尴尬。

T：为什么会尴尬？

C：嗯，很难受。

T：在那种场合下，大庭广众之下你会觉得难受。在什么情境下那样做，你会觉得很幸福，不难受呢？

注解：为什么这么提问呢？因为她前面提到“我觉得被求婚的那个女生很幸福”，后面说“我会觉得尴尬”，所以，咨询师这里用了一个空间变换，让来访者更加清晰地意识到在不同情境下的行为给她带来的感受是不一样的。

C：嗯，就是在家里面。

T：就两个人。没有家里人在场吗？

C：有，也可以。

T：但是就是不要有陌生人，是吗？

C：是！

T：你觉得他们在陌生人面前这样做，是为了啥呢？

C：嗯嗯，不知道。

T：噢，你看到很热闹很好玩，也觉得那个女生很幸福，但是，如果换成你的话，会觉得很尴尬。

C：嗯。

T：你觉得这个镜头，它吸引你的是什么方面呢？

C：就是那个女生感动的样子。

T：那位女生怎样的感动的样子？

C：感动得语无伦次。

T：噢，这样啊，你怎么感受到人家语无伦次呢？

C：她说话都结巴了。

T：嗯嗯，这个让你印象深。好，一个是你环湖跑，同学叫你“师妹”，你感受到很热情、很温暖；一个是看到楼下这个求婚的“镜头”，你感觉到很幸福，还有什么印象深刻的事？

注解：这一段也使用了“编辑式语言”，起到承上启下的作用。

C：嗯，还有我们去做实验，他们夸我。

T：他们怎么夸你的？

C：他们说我做得好，能够实践，噢，跟我一组就不用怕，有些同学晚饭都没吃。

T：他们做不好就不能吃晚饭吗？

C：做不好要留在那里加班加点。

T：一直做。跟你一组就很快做完。

C：对！

T：这是谁给你的反馈？

C：就是实验课跟我一组的两个同学。

T：站在她们两个人的角度上，跟你一组，她们感觉到怎样？

C：嗯，可能挺幸运的。

T：啊，很幸运的，你觉得跟她们在一起呢？

C：我也觉得挺幸运的。

T：也挺幸运，她们的幸运，我能理解，刚才你说了因为她们碰到你，你们很快就做完实验，不用留下来加班。你觉得碰到她们很幸运，是因为什么呢？

注解：在人际关系中，彼此都在做贡献。这样提问的目的是，关系中的双方都被提问到，让来访者把拼图拼完整，看到同学和她在彼此成全。

C：嗯，她们也很快接纳了我。

T：接纳你，而且会给你很好的反馈？

C：嗯！

T：接纳，然后很积极地反馈，是这样吗？

C：嗯！

T：我想问你，就像这两个女生说的，一般人都弄不好，你是怎么能弄好的呢？你这个技能是从哪来的呢？

注解：这里聚焦在她与众不同的特点上，让她回顾具有这个“技能”的过程，进一步加深她的自我认同。

C：嗯，学的。

T：怎么学的？

C：呃，看书学的。

T：怎么你看书就能学得这么好，而别人看书却学不到这么好呢？还是他们没用心看书？

C：嗯！

T：你觉得你是很用心看书，然后就比较顺利。其实也没那么难，是这样吗？

C：嗯！

T：所以，也就是说，你的认真，去看书、去学习，你是通过这个路径把实验做得很好的，对吗？

C：嗯！

T：非常好，还有什么呢？

C：想不出。

T：大大小小的活动。

C：噢，对，上体育课，我们班的体委找我聊天呢！

T：体委也找你聊天了！

C：嗯，她一开始跟我说肚子饿了，然后聊到她是重庆人，之后问我："能不能吃辣的？"我说可以微辣，她就说微辣算什么辣！

T：她主动过来找你，跟你聊天？

C：嗯。

T：这个聊天的过程给你带来什么？

C：嗯，感觉我也不是自己一个人。

T：她主动过来找你的，关于这个过程，你能多说一些吗？

C：嗯，就是捡球的时候，我们闻到路边摊的那个香味，然后她就跟我笑着说，她肚子饿了。

T：然后，你怎么回应呢？

C：我说我也肚子饿，看着路边摊特别想吃。

T：味道把你们两个人的食欲都刺激出来了。

C：嗯。

T：然后就接着聊重庆人。

C：嗯嗯，是啊！

T：你看，就像刚才我讲到的这个，聊着聊着哪里人啊，怎么怎么样啊，然后呢，就有人说"咱们一起吃饭去"。

C：嗯，我不干了。

T：为什么不干？

C：因为也不是很熟。

T：也不是很熟，但是，你知道她是你的同学，又是一个班的。人家主动来找你，不是很熟，为什么就不干了？

C：因为我觉得一起吃饭是熟人之间才能干的事情。

T：所以，你的头脑里面有好多的规矩啊！

C：嗯，不知道。

注解：这几段对话，把阻止来访者人际交往的观念通过紧贴式的提问呈现出来，让来访者明白，其实是自己的观念在人际交往中起到阻碍的作用。

T：一起吃饭的人应该是熟人！你看如果聊着聊着，借着这个契机，大家就一起去吃饭了，你觉得会怎么样？

C：我觉得挺好的。

T：对呀，挺好的嘛，又可以增近跟人的交往！你说在这一段时间里，跟副班长吃一顿饭，跟其他人的交流只在某一时刻，交流之后就结束了。在人际交往中，你的期待是什么呢？

C：能和他们一起去融创雪世界。

T：融创雪世界，一个玩雪的地方，有这个期待，有计划吗？

C：可能要下个学期了啊！

T：暖一点，现在太冷了，是吗？

C：嗯！

T：这是一个较长远的计划。近期呢？不让交流只是一次，之后还能有一些链接，你觉得可以怎么做呢？

C：嗯。（思考）

T：比如说，跟这个副班长吃了一次饭，那一次是你约她，还是她约你的？

C：她约我的。

T：吃饭的这个过程是怎么样的呢？

C：吃着吃着就开始吐槽。

T：然后呢？

C：然后我就跟着附和。

T：你跟着附和什么呢？

C：跟着附和，呃……

T：跟着附和，你也觉得有同感，是吗？

C：嗯！

T：然后呢？

C：嗯，没有。

注解：这位来访者被医院诊断为重性精神障碍，在服用药物，咨询的时候，很少有主动的话语，面对咨询师的询问，也是用很简短的话来回应。

T：然后就没了，吃完了以后，你去哪了？

C：回家。

T：你们俩怎么告别的？

C：拜拜。

T：然后你就回家了，是你妈接你吗？还是你自己回去？

C：我自己回去了。

T：啊，你自己回去了。这次是人家约你的？你知道人际交往有一句话是什么来着？

C：礼尚往来！

T：对呀，她约你一次了……

C：我也约她。

T：对呀，你不约她的话，她可能想，“我约了这个人一次，后面她再也没有反应了，那是怎么回事呀？”

C：嗯！

T：你刚才告诉我，吃了一次饭，然后你脑子就想，怕人家不喜欢你。我好奇的是，这个想法是你自己头脑里想出来的，还是在你们的互动里你感受到的呢？

C：头脑里想出来的。

T：这几年折磨你的想法，头脑里一直这样揣测人家，一直这样想人和人之间的交流，所以，让你对人际交往总是望而却步，对吗？你有渴望，但是，却不能迈出第一步。别人迈出一步，先跟你聊天了，但是，这个想法冒出来，又把你给抓回来了，是这样子吗？你自己觉得很孤单，离你的渴望越来越远了。你现在想想，如果你不被那个想法抓回去，大胆往前走，会怎样呢？

注解：这一段是比较详细的总结式提问，把来访者在人际交往方面的特点和内心渴望重述出来，有逻辑地编辑在一起，让来访者连贯地去思考。

C：尽量不去想。

T：嗯，尽量不去想，你觉得这是一个积极的应对，还是一个消极的应对呢？

C：我觉得是消极的。

T：你说尽量不去想是一个消极的应对，除了这个办法之外，你能做到其他吗？

C：做不到。

T：这个想法的出现就像啥一样？

C：魔鬼缠身！

T：像魔鬼缠身？就是怕人家不喜欢你，感觉自己没趣，阻止你跟别人交流的时候，还有其他什么吗？

C：嗯，就是怕尴尬。

T：怕尴尬。还有啥？

C：嗯嗯嗯，不知道。

T：好，在你跟人交流的时候，或者你想跟人交流的时候，这些想法是怎么出现的？

C：这个方法不太对，跟别人这样子说话不太对。应该怎样更好？

T：这样不太对，应该怎样更好，是这种不断地在评判和批判吗？

C：对。

T：还会有什么想法呢？

C：还有，就是感觉自己不配。

T：感觉自己不配，还有什么呢？

C：嗯，没了吧！

T：好，我们刚才谈到，怕别人不喜欢啊，怕尴尬呀，感觉自己讲话挺没趣的，感觉自己不配，不配跟别人交流，或者认为自己说话不对，应该这样、应该那样的，对自己充满评价，这些观念你觉得它像啥一样？抓着你，或者困着你。

注解：这一段也使用了“编辑式语言”，把阻碍来访者人际交往的观念罗列出来，让来访者进一步看清，其实是她自己的想法在起作用，不是外界的因素。

C：就是像掉到池塘里，然后，水一直阻碍着自己前进。

T：掉到池塘里边，水一直阻碍你前进。

C：对。

T：你想要动弹，但动弹不得？

C：对。

T：那你觉得掉到池塘里边，然后呢？水一直阻碍你。那阻碍的这些，如果你用一个形象的比喻，比如某种动物或者某种植物，你觉得像个什么？

C：嗯嗯，像一条蛇。

T：为什么说它像一条蛇呢？

C：有时候，它会咬你一口。

T：什么时候它会咬你一口？

C：就是自卑的时候，打不过它了。

T：你自卑的时候，它就会咬你一口，什么时候它会怕你呢？

C：嗯，可能强大了，就是能够反击了。

T：强大了，反击的时候，然后怎么样？

C：就能够马上把它打倒。

T：这条蛇跑哪去了？

C：这条蛇，因为我吓它了啊。

T：吓得离你远了，是吗？

C：嗯。

注解：这是一段典型的外化命名，通过提问不断推进，把影响来访者人际交往的因素以形象化、拟人化的方式表达出来，“蛇”的命名一出来，问题似乎立刻从来访者身上分离出来。来访者的语言流畅了很多，也更有力量了。

T：请你回想刚才说的跟学习委员交流的时候，最开始你不看她的眼睛，直接问学委什么时候交作业，那个时候你觉得蛇离你有多远？蛇是在哪？

C：缠在脚上。

T：缠在脚上，缠在你脚上是一种什么感觉？

C：很重。

T：缠在脚上很重。然后，让你动的话，会怎么样呢？

C：动弹不得。

T：也很害怕？

C：嗯！

T：噢，重，害怕，动弹不得？

C：嗯。

T：经过训练，你看着她的眼睛，表达情感，你刚才表达说“我有底气了”，而且也自然了，那个时候你觉得蛇在哪？

C：在脚的周围，没缠上。

T：噢，就是松开了，没缠上，但还是在脚的周围，是这样的吗？

C：嗯！

T：现在我们把困扰你人际交往的想法称为蛇，你觉得好不好？

C：嗯！

T：这条蛇在你比较自卑、内心没有底气的时候，它就会缠你、咬你，咬住之后你觉得很重，动弹不得。但是，当你很有底气，很自然的时候，它就松开了，到一边去了，所以，你觉得这其中最主要、最关键的作用是什么？

C：让自己强大起来！

T：怎么样是强大起来呢？

C：自信！

T：对，人际交往的时候，如果你不去想它，不去理会这些想法，你觉得蛇会在哪？

C：还是会缠着脚。

T：为什么呢？

C：因为它是存在的。

T：你让自己不去想，也很困难，是这样吗？

C：嗯！

T：那除了不去想，刚才我们讲到礼尚往来。怕别人不喜欢你，感觉自己讲话挺没趣的，这种想法是通过你跟别人的互动产生的吗？你觉得这种想法是真的还是假的？

C：我觉得是假的，都是我的想法。

T：对，你觉得是假的，既然是假的，其实就是自己在捣鼓，自己在那捣鼓这个蛇给你缠住了，根本不是人家不喜欢你，对吗？

C：嗯！

T：你看，我们现在已经看到有多少人喜欢你了？实验组的两个同学、体育委员、副班长、学习委员。你看，我们现在的目标越来越大了，扩充得越来越广了。好，那刚刚讲到的每一个人都是他们跟你聊天，如果每个你都聊回去，也就是说，每一个跟你聊天的人，你都选择跟他 / 她聊回去，去邀请人家一下，请你想象这样一个场景，你觉得会发生什么？

C：嗯，有可能会接受。

T：嗯，别人有可能会接受，是吧？

C：嗯！

T：那几位找你聊天的，你主动跟人家聊也挺好。如果你迈出了“主动”这一步，在很自然的情境下去跟人聊天，再用上我们学到的两点，一个是看眼睛，一个是表达情感，你觉得如果这样的话，如果你主动去聊，主动约副班长吃饭，主动跟学习委员、体育委员还有这两个一起做实验的同学聊天，聊的时候，看着他们的眼睛，表达情感，如果这样做的话，你觉得那个蛇跑哪去了？它会在哪呢？

C：应该不会缠着我。

T：不会缠着，它会在什么地方呢？

C：嗯，到我屁股后面。

T：也还是会跟着你，是吧？但是，已经被你甩在后边了，不是缠住脚。我们现在看到它有三个位置，一个是缠在脚上，一个是松开了，一个是在屁股后边，然后当你能健步如飞的时候，他会怎么样？

C：就可以甩掉了！

注解：这一段把来访者在不同状态时“蛇”缠在她身上位置的不同作为类比，来形象地使来访者明白困扰她的因素与她的状态之间的关系，进一步让她看清自身状态与问题之间的动态变化，让她有更多自主的感觉。

T：它不知道跑哪去了，爱去哪去哪了，对吗？

C：嗯！

T：所以，我们期待的目标是什么？

C：嗯，把蛇给踩掉！

T：踩掉？它会咬你的。我们可以专注做自己想要的事。然后，自然而然就不着急了，我们不是去对抗，而是自己渴望做什么，就设法去做，一步一步去做，我说的对吗？

C：嗯。

T：好，时间也差不多一个小时了，你觉得时间过得快还是慢？

C：挺快的！

T：没想到一下子就过来了，是吗？

C：嗯。

T：我们总结一下吧，这次咨询给你带来了什么？

C：嗯，学会了两点。

T：哪两点？

C：就看着别人的眼睛说话，然后就是表达自己的感受。

T：很好，学到两点，除这两个之外，还有吗？

C：就是感受的具体化！

T：怎么具体化？

C：怎么说呢……，呃，蛇很具体化。

T：噢，就是后边这一段，脑子里的这些想法，我们把它叫蛇，是吗？

C：对！

T：好，我们今天就到这儿吧，谢谢你们！

注解：这一段总结来访者在咨询中的收获，再一次重述，巩固咨询的成效，使来访者觉得有希望和方向。

第六章　改写对话——发展支线故事

叙事的观点使人们将故事看成部分或暂时的，而非固定不变的实相。故事是可以被编辑和修正的，也可以被重新诠释。我们可以利用新的素材或从不同角度改写故事。咨询工作可以看成是帮助来访者成为自己生命故事的作者，并创造自己的生活的过程。在这样的过程中，咨询师的首要任务是帮助来访者将自己与问题故事分开，并去靠近他们对于生活的渴望，关注符合非主流论述的故事情节。

改写对话要求人们发展他们生活中的故事，同时也帮助人们觉察曾被忽视却非常有意义的事件和经历，这些事件和经历被称为“特殊事件”或“例外”。特殊事件或例外就是改写对话的起点，来访者在咨询师的提问和启发下，会谈及自己对抗问题的成功经历，这样做可以让来访者把注意力放在那些与问题故事相反的情境上。

一、发展支线故事的对话

（一）支线故事访谈举例

下面的对话是一次叙事课程中进行支线故事访谈演示的片段。

T：你在举手时，是否想起一个令你愉悦的时刻？

C：是的，最近两个月，我的生活发生了很大的变化。

T：噢，可以说说这个变化吗？

C：就是我的运动方式发生了变化。

T：运动方式的变化？

C：是的，这两三年，在工作之余，我原来会去健身房或者在宿舍运动，最近两个月去打羽毛球了。

T：嗯，由在健身房和宿舍运动转到去羽毛球馆，是什么促使了这样的变化呢？

C：一个人运动太孤独了，我想多接触一些人，大家一起运动。

T：孤独的感觉促使你走出健身房和宿舍，去羽毛球馆跟大家一起打羽毛球，对吗？

C：是的，开始人家不喜欢带我玩，嫌弃我打得太差了，我不放弃，给他们捡球。后面有几个人愿意跟我打，后来越打越好。

T：噢，太棒了！羽毛球打得越来越好，你刚刚的话里，谈到了“不放弃”，我很好奇，在羽毛球馆不放弃，越打越好，这对你来说，意味着什么呢？

C：对，就是坚持的作用，我开始打得不好，但我一直坚持，一直打下去，后面就越来越好。

T：坚持使你没有离开，在羽毛球馆里，开始没有什么人愿意跟你打球，但是你没有放弃，而是为别人捡球，后面有人愿意跟你打球，你就一直坚持打，羽毛球打得越来越好了。我理解的对吗？

C：是的，是的，就是这样！

T：在这个过程中，什么起到了关键的作用？

C：坚持，不放弃，总会有意想不到的结果。

T：哇，坚持，不放弃，总会有意想不到的结果！你讲得太好了！请你回忆一下，在你的生活中，类似这样“坚持，不放弃，得到意想不到的结果”的例子，你能想到什么呢？

C：你刚刚在说的过程中，我想到了一件事，就是大学的时候，有很多同学都对一个教授的课题项目感兴趣，纷纷报名参加。由于那个项目才需要两三个人，但报名的人有二三十人，所以第一次面试的时候，我们几个熟悉的同学都没有被录取。过了一段时间，这个项目又公开招聘。其他同学觉得太难了，都没有报名，但是，我报名了，结果被录取了。

T：噢，太棒了！是坚持使你在那个项目第二次招人的时候，选择去报名，结果被成功录用了？

C：是的，是坚持、不放弃的作用。

T：刚刚我听到你讲了两件关于“坚持”的故事，你是什么时候开始注意到自己有“坚持”这个特点的呢？

C：嗯，让我想一想，其实，在我们这次访谈之前，我倒是没有怎么注意过这个特点，就是隐隐约约觉得自己似乎比周围人多了一点儿韧劲，现在对这一点好像越来越清晰了。

T：噢，原来“坚持”是隐隐约约的，现在越来越清晰，如果“坚持”有发展史的话，你能告诉我“坚持”在你身上是怎样发展起来的吗？

C：在你问这个问题的时候，我头脑中似乎有一个画面浮现出来，是初三时长跑的情景。当时，我的体质比较弱，体育不大好，学校要求我们跑 3000 米，每一次跑之前我都感觉自己跑不下来，但是，每一次都坚持下来了。虽然我跑的速度在班级同学中属于中下水平，但是能够坚持跑下来，没有停止，对我来说，已经非常不容易了。

T：噢，原来从初三开始，在体能长跑方面已经有“坚持”的影子了！

C：对，就是“坚持”的影子！当时已经气喘吁吁，“坚持”使我没有中途停下来。

T：看到自己在初中长跑时、大学申请课题组时、上班打球时，都显示了“坚持”这个特点，都有“坚持”这个影子，此刻你有什么感受？

C：很感动，为自己感动，原来自己挺优秀的！

T：如果把这样的“坚持”带到未来，使它在你将来的人生中，当你碰到困难的时候仍然能起作用，你觉得可能发生什么呢？

C：我觉得“坚持”可以让我在遇到挫折时，还能看到希望，勇敢往前进，不过分在意失败，越挫越勇，越来越好！

T：太好了，谢谢！

在上面的对话中，来访者说在打羽毛球时，开始是受到冷落，但是，他没有放弃，坚持了下来，越打越好。咨询师先推进，让他再举一个“坚持”的例子，于是申请加入一位教授项目组的故事就呈现了。接着咨询师又用了一句推进的提问：“原来‘坚持’是隐隐约约的，现在越来越清晰，如果‘坚持’有发展史的话，你能告诉我‘坚持’在你身上是怎样发展起来的吗？”也就是说，“坚持”这个词，是在咨询师和来访者的互动对话中不断被夯实的。在遇到挫折时，来访者不知不觉学到了一种能力，也就是“坚持会越挫越勇”的信念和能力。“坚持”是来访者自己形塑出来的，通过咨询师和来访者的互动得以重述，来访者的主动性也在此过程中明显地呈现出来。

实际上，这段对话中的“坚持”并不是静止不变的特质，而是咨询师和来访者通过交互，建构和发展出来的。“坚持”由访谈前的“隐隐约约”变成现在的“越来越清晰”，是双方在咨询中发现了这个点，把之前很难用语言表达的特点形塑出来了。之后咨询师通过一句提问：“如果把这样的‘坚持’带到未来，使它在你将来的人生中，当你碰到困难的时候仍然能起作用，你觉得可能发生什么呢？”进一步促进来访者在遇到挫折时不放弃，继续争取。这样就比较完整地展现了来访者的“坚持”从过去到现在，再延伸到未来的流动变化——“坚持”是我们可以塑造和延展的。

上面的对话演示了发展支线故事的过程：通过提问来演绎故事。在这个过程中，真正起到关键作用的是提问。这段对话看上去很流畅，很简单，但实际上做起来并不容易。在访谈中，咨询师是很有影响力的，帮助来访者回忆之前相似的情境，通过在不同时间段相似情境的再现，依照时间往下走，发展成一个故事。这样做的目的是希望找到一个故事线，希望能通过不同的生命故事把这条线连接出来。如果咨询师只是问问题，而不适当复述的话，就只能找点而不能把它连接出来，所以，找点并把点连起来，来访者才会有故事线的感觉。通过复述，如“坚持使你没有离开”“坚持，不放弃，总会有意想不到的结果！”“原来‘坚持’是隐隐约约的，现在越来越清晰”，不断地找到点，不断回述，就连成一条故事线了。

（二）发展支线故事的要点

发展支线故事包括询问细节、扩展描述、询问意义、发掘多重视角和询问技能五个要点。

1. 询问经验的细节

咨询师需要思考，可以询问些什么以邀请来访者投入他自己的经验中，主要通过具体化的细节询问把来访者的故事打开。

★请你讲讲其中的细节，好吗？

★在这个故事中，你们是怎样互动的？请描述一下互动的细节。

★你刚刚提到你与妈妈之间的关系好像出现了变化，可以说说这个变化吗？

★在当时，还有哪些人参与其中呢？你还记得他们的言语和行为吗？

2. 发展和丰富描述，且在时间上延展

可以询问来访者的问题：

★你能告诉我一个过去与你现在描述的事情有关的故事吗？

★我们正在谈论的问题的特点是什么？

★请回忆一下，过去是否有显示出“勇敢”这个特点的故事？

按照时间点来提问，把当下描述的事情延展成有时间顺序的故事，如做这个事情之前，是怎么准备的？现在怎么样，将来可能会怎样？在上面的案例中，我的提问：“请你回忆一下，在你的生活中，类似这样‘坚持，不放弃，得到意想不到的结果’的例子，你能想到什么呢？”“如果把这样的‘坚持’带到未来，使它在你将来的人生中，当你碰到困难的时候仍然能起作用，你觉得可能发生什么呢？”这些都是在时间上延展支线故事的提问。

3. 询问意义

意义询问是叙事疗法中一种升华式的提问方式，是从前两个阶段的细节提问中跳出来，从意义层面去询问。上面案例中的问题“这对你来说，意味着什么呢？”，这样的提问可以促使来访者进行更深入的思考。

★这个故事或者经验让你学到了什么，对你来说意味着什么？对你来说，这个故事为什么是重要的？

★对你而言，这意味着什么？

★这个事件说明了你在拥护什么？

★那件事的重要性是什么？为什么重要？

★你从中获得了什么？你在这个过程中欣赏自己哪一点？

★这个故事代表了在你的生活里有一些什么是你所珍视的，是这样吗？

4. 发掘多重视角

每个故事都是在关系中发生的，请来访者从共同经历某一事件的人的角度来叙述同一个事件，如从家人或朋友的角度来描述发生了什么，让来访者思考叙述会有什么不同。这样可以建构多元故事，使来访者的生命变得丰厚起来。

★如果当时有人在场，支持你做这件事，你觉得那个人会是谁？

★有些人的事迹非常感染你，虽然你并不认识他们，但是当你做这件事情的时候，那些人似乎在你的心底里浮现，给你力量。如果那些人在场，会看到你的什么方面呢？

★在这个过程中，谁会支持你？

★你和谁一起经历了这件事情？谁在那里曾经支持过你，或者在经历这件事情的时候你想到了谁，和谁曾经谈论过这件事情？

★在那个情境中，你的朋友会怎样欣赏你，他会欣赏你什么？

★之前的这个故事，如果是和你的朋友或者是和你的同事一起经历的，他们会怎么想？

★如果是你最好的朋友来叙述这个故事，他说的会有什么不同吗？

★你能告诉我你的伴侣当时看见了什么吗？这对他/她而言意味着什么？

★如果你母亲发现你做到了自己渴望的事情，她会欣赏你的哪一部分？

★如果是你5岁的时候，你发现自己正在经历刚才谈论的那个事情，你当时可能感觉怎么样，对你来说意味着什么？

★如果8岁的你能看到这场演出，他/她会注意到什么？

★试想5年后的自己面对今天这个问题，会有什么看法？

在发展支线故事的语言中，有一种叫作预设语言，指的是推测未被明确表达出来的语意，也是发掘多重视角的一种方法。预设语言被用以促进正向改变的发生，并邀请来访者接触潜藏在自身内部的能力。它是未来导向的，并且蕴含了咨询师对于来访者的能力以及运用自身资源启动改变历程的信任。

★想象当你开始与父母讨论学校发生的事情时，会给整体情况带来什么样的变化？

★在家人当中，谁看到你的成绩进步会最惊讶？谁会不觉得意外？

★当你开始准时到校之后，会有什么不一样的事发生？

★你想象老师会说什么？

★你的父母会说什么？

★你可以面对这些感到震惊的人们吗？

5. 询问知识、技能和能力的获得过程

询问有关来访者知识、技巧和能力的获得过程，可以询问以下问题：

★为了让你能够处理这样的状况，你必须知道或拥有什么？你意识到拥有那个知识或技能是什么时候？当时的情境是怎样的？

★我们可以听到这个技巧的发展史吗？

★这是一个你发展出来的能力？还是早在你有印象时就有了？在你的生活中，有没有这个能力曾经扮演重要角色的时候？

★你是如何成就这些的，是什么支持、什么技能使你成就了这些？

二、发展独特结果的对话

独特结果（unique outcomes），也称例外（exceptions），是指那些无法由充满问题的故事所预测的情节或经验。尽管每个人的生活体验都很丰富，但我们只会给其中很小的一部分体验赋予意义。被赋予意义的是那些可以放进我们已熟知的生活故事情节的体验，这些体验具有高度选择性。但是，大量日常生活中的或美好或宝贵或惊喜的体验可能在意识中一闪而过，不留痕迹，这些体验往往与我们生活中的问题故事“不搭”，因此我们不会注意，不会赋予其意义。可是，这种体验很重要，在理想的条件下，它可能会成为“独特结果”或者“例外”。寻找这种与问题故事“不搭”的生活体验就像打开一扇大门，可以成为开发人们新的生活故事的线索。

独特结果是对话初期难以发现的，为生活的全新诠释提供了切入点。咨询师鼓励人们回溯过去的生活经验，开放思维方式，运用想象力，利用有意义的资源来展开故事情节。人们会变得对生活中和人际关系中曾经被忽视的部分感到好奇和痴迷，而且，随着对话的进展，这些潜在的故事情节会更加丰富，更加有意义，为解决人们生活中的问题、困境和窘境提供了基础。

例如，咨询师提问：是否曾经出现过这样的情况，愤怒希望能控制你，但是你却成功地摆脱了它的控制？那时的情况怎样？你是怎么做到的？这些独特的事件一般存在于过去或现在，同时，也可能会出现在未来，你会采取怎样的方式来对抗愤怒呢？类似这样的探索性问题可以帮助来访者看到改变的希望。通过这种独特的视角，来访者将以新的角度看待自己的生活。

（一）独特的新描述

独特结果即闪光时间点。独特结果与问题的影响和运作方式不同，在人们的生活中有独特结果，但是，问题也可能依然存在。只要找出独特的结果，就可以鼓励人们按照其中的新意义来生活。是否能够达成这一结果，取决于这些独特的结果是否能构成一个人生活中与问题不同的故事，麦克称这种不同的故事为“独特的叙述”（unique account），他鼓励人们寻找、唤醒能够使独特结果“产生意义”的新故事。

咨询师通过提问，鼓励来访者探索独特结果事件。在这样的问答中，人们会对自己和种种关系产生独特的新描述（unique re-description）。独特的新描述能帮助人们重新审视三种关系：

第一，自己与自己的关系。

★这些新发现使你对自己的态度和看法有什么变化？

第二，自己与他人的关系。

★这个新发现对你和某人的关系会有什么影响？

第三，自己与问题的关系。

★你以这种方式抗拒问题，是在助长问题还是在消除问题呢？

然后，给出一些能够引导人们扩展新故事的提问。这会促使人们探讨可能随着独特的叙述和独特的新描述而产生的“独特的可能性”（unique possibilities）。

有些提问可以引导人们为自己的新生活找到听众，这样就会扩展故事的广度。这种问话称之为“独特的传播”（unique circulation）。

（二）不同时段的独特结果

麦克说，只有在促成新意义时，才需要找到独特的结果。所有与问题有关的人都根据独特的结果积极实施新的有意义的行为，这是很有帮助的。只要人们既能够积极践行新意义，又能够拒绝各种把问题扩大的力量，就能够大大地消除问题。从细节上厘清问题产生的影响，人就比较容易确认自己对问题的影响，可以帮助咨询师具体地设计问话。

1. 过去的独特结果

针对人们对问题的影响做历史的检视和反思，可以找到独特结果，可以鼓励人们回想一些和问题产生的影响相互矛盾的事件。人们对充满问题的故事的反复描述，使那些尘封在记忆中与问题影响相反的事件无法产生新的意义。从过去找出来的独特结果可以使人从现在开始践行新的意义。这个新的意义又能够让人回头修正自己的个人史和关系史。

★当时……，你是怎样处理心中的焦虑的？

★你做了怎样的准备，才做到这一点？

★如果你当时领悟到这一点，反映了你有什么进步？

★这一点在提示，你是怎样的一个人？

★如果你能够知晓这件成功的事带给你的意义，你对自己会有什么新的认识？

2. 现在或咨询中产生的独特结果

有些独特的结果是在会谈中出现的。来访者通常是在咨询师的好奇心驱动之下，或是在咨询师要求来访者去清楚地感觉时，才注意到这种独特的结果。这种当下的独特结果，很令人信服，可以直接产生新的意义。

例如，一位40多岁的女性来访者，一直未婚。她曾经多次咨询，换了十多位咨询师。但是，她对所有的咨询师都不满意，她跟每一位咨询师的咨询基本都是一两次就结束，原因是她觉得咨询师“说错了话”。当她找我的时候，第一次咨询的过程蛮顺畅的，接近结束的时候，我问她：“这次咨询给你带来了什么？”她说：“总的来说帮我梳理了很多，但是，中间有一段时间我是不舒服的。”我非常奇怪，因为在访谈的时候，我一点都没有感觉到她的不舒服。

在之前的咨询和生活中，当她感觉不舒服的时候，会直接表露出来，导致关系终结。但这一次，她到了咨询快结束的时候才说出来。我当时感觉这就是一次“独特结果”，于是我问她：“在刚刚的咨询中，当你感觉不舒服的时候，没有直接表露出来，你是怎么做到的？”她沉吟了一会儿说：“这对我来说确实很少见……”之后，我们探讨了这次独特结果的意义，她领悟到自己也能够不受不舒服感觉的控制，她可以无视那种感觉，很好地继续交谈。这个过程为她的人际关系掀开了新的一页。

3. 未来的独特结果

独特的结果也可能发生在未来。检视人们避开问题的意图或计划，或探究他们对于生活与关系不受某一问题影响的渴望，都能够找到这种独特的结果。

★当一个人很想改变的时候，可以提问：听了你刚刚讲的话，我感觉到，你好像下定了决心，要想办法解决问题；我们一起想一想，你能够做什么来改变自己的生活呢？

★当来访者有一些想法，我们可以问：你从哪里得到这样的想法？如果按照这些想法去做，你对自己的感受会有什么不一样？如果要达到这样的结果，你觉得在生活中有什么事比较容易开始着手？

回答这些问话，来访者能够发现自己其实可以有比较美好的未来，接下来就是考虑如何采取行动实现这个新故事。这种独特结果虽然和预期未来有关，但其实也是现在的独特事件，能够让我们找到过去的独特事件。人的意图和希望可以视为现在面对问题时反抗的行动，而且让我们探索“未来可以不一样”的过去经验，即他们曾经瞥见的维系了他们希望的故事。

（三）“改写对话”地图

图 6-1 展示了叙事疗法中的“改写对话”地图。地图指导咨询师展开

治疗性对话，重塑人们生活中的潜在故事情节。正是由于潜在故事情节的发展，来访者可以采取与他们的生活主题协调一致的方式来描述困境和问题。改写对话在叙事疗法中起着支柱的作用。

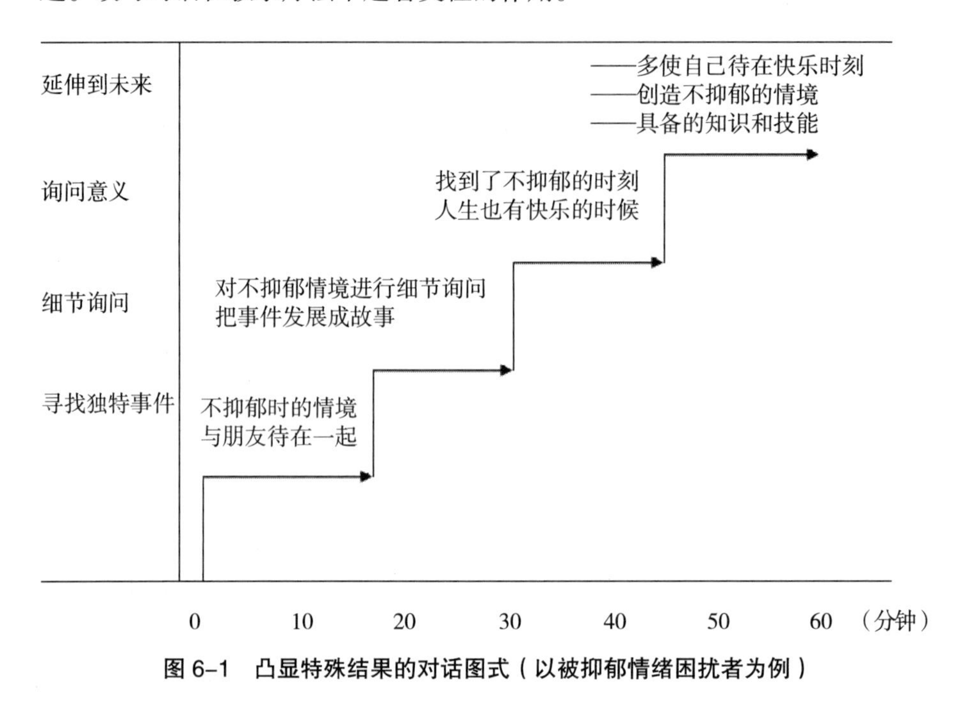

图 6-1　凸显特殊结果的对话图式（以被抑郁情绪困扰者为例）

在来访者对独特事件进行叙述之后，麦克建议通过直接和间接的问题引导来访者叙述出自己更为喜欢的故事来：

★从你对生活的希望以及你所做的努力来看，你觉得我看出了什么？

★你认为这会如何影响我对你的看法？

★在认识你的人中，对于你逐渐不再被问题所控制的变化，你觉得谁会是那个最不惊讶的人？

★如果你希望更充分地运用自己的技能，你会做出怎样的努力？

循环问题可以帮助人们将其独特事件的故事转换为解决办法的故事：

★你已经取得了如此多的进步，你认为哪些人应该了解这一点？

★我猜有很多人对你的看法还停留在过去，你认为应该如何去更新人们的看法？

★如果有人因为和你一样的原因前来咨询，我能否和他分享你的发现呢？

咨询师不应该以轰炸的形式来询问这些问题。问题是叙事疗法对话背景的自然组成部分，每个问题都是与下一个问题紧密联系的。

（四）独特结果的过程和提问方式

透过提问，引导来访者寻找在过去和现在的时空中，问题症状没有发生的例外情形和来访者对问题有效应对的例子，以找回正向、自信、有能力感的情节，破除问题故事的强势，创造新故事的可能空间。

例如，一位来访者觉得自己不受重视，感到挫折、沮丧和自卑。当他讲述自己的生命故事时，觉得自己一无是处。咨询师要求他回忆过去生命中哪个人对他“还不错”的时候，原本脑中空白的来访者，勉强回忆起一位小学老师的名字。咨询师鼓励他打电话给那位老师，结果却得到一个“意外的惊喜”。这名教师虽然已经忘了他的姓名和长相，但还是向他连连致谢，并且表示来访者的电话让他觉得自己的存在，对教学工作已经深感疲惫的他又重新获得了动力。通电话的结果是：来访者不仅帮助了老师，也意识到自己的生命原来也是那么重要，从而促使他开始寻找人生新的意义与方向。

在发掘近期不受问题遮蔽的特殊意义事件后，咨询师就有机会邀请来访者共同探讨这些经验的意义。如此一来，支线故事就变得丰厚了，并在不同事件之间找到了共同主题。在心理咨询过程中，若能发掘两个以上的特殊意义事件，效果更为显著。

1. 寻找一个可以开启新故事的事件

人们即使在描述问题故事的时候，他们也经常提到不符合问题故事的经历，我们要询问这些事件。

★你刚刚谈到，即使绝望情绪常常让你有自杀的念头，但你知道你并不是真的想死。这些想法上次帮助你阻止自杀念头，是在什么时候？

★你刚刚说到，你的儿子上周有四个晚上把你吵醒，剩下的三个晚上发生了什么呢？

★有没有哪一次发生这样的情况的时候，争吵本可以掌控你，但却没有？

2. 把这一个事件发展成故事

把这一个事件发展成故事，包括以下五个方面。

（1）对于经历的细节进行提问：

★具体发生了什么？

★你首先做了什么？

★然后又做了什么？

★你当时知道成功就在眼前，还是你也大吃一惊？

（2）在时间和空间上扩展经历：

★你如何让自己准备好迈出这一步？

★你认为你们关系中的转折点是什么？

★这件事如何影响了你在那个早晨的剩余时间？

★这种处理事情的新方式更多是在家里出现，还是在工作中？

（3）询问过程：

★你怎么做到的？

★你当时是否被一种意象所指导？

★你当时对自己说了什么？
★你当时有计划吗？

（4）询问动机：

★在人生的这个点上，什么促使你这样做？
★要做这个决定，对你来说最重要的是什么？

（5）提问以加入其他人：

★这是你自己做的决定，还是其他人也有参与？
★你女儿的这个成就如何影响了你？

3. 询问事件的意义

引出关于事件、相关人物和他们之间关系的新意义。

★从这件事中，你是否学到了什么，对于你的人生是重要的？
★这个新视角让你对自己有什么新的理解？
★意识到你的伴侣将要这样做，对你来说有什么意义？

4. 寻找一个和当前事件有共同之处的过往时刻

有两种提问方向。
（1）对与这一事件有共同之处的过往时刻进行提问：

★这件事是不同寻常的事件，以前你也曾做过这样的事吗？
★你能想到什么例子吗？
★谁可能预见这件事？
★他们在之前看到你做了什么，使得他们可以相信你能够做到这件事？

（2）对与这件事有共同意义的过往时刻进行提问：

★在你的人生中，什么时刻最好地诠释了你的坚持？

★从那时起哪些事情能引起你的关注？

★谁从过去就欣赏你掌控自己人生的决心？

★如果我能和他 / 她对话，他 / 她会告诉我哪些记忆？

5. 发展故事的过往时刻

同第二步，邀请来访者填充这一经历，将它在时间和空间上扩展，描述这一过程、动机，将其他人纳入故事。

6. 询问过往事件的意义

同第三步一样，引发呈现这件过往事件的意义。

★这个记忆对你来说意味着什么？

★现在回顾这件事，你觉得在当时哪些希望或意图在指引着你？

★当我们现在谈论这件事情的时候，有没有什么你曾视为理所当然的事情变得更加重要？

★当你回顾这件事情的时候，你对你们之间的关系有什么之前不曾意识到的新领悟？

★从这件事中，你有没有学到什么？

7. 将过去的事件和现在联结起来

提问以将过去的事件及其意义和现在联结起来。

★当你思考那一段过往时，它有没有让你对上周的那一段经历有不同的看法？

★如果我能询问当时的你对这些近期的转变有什么看法，你会说什么？

★如果我能从你的过去来理解，怎样更能理解近期你的这一转变呢？

8. 将故事延伸到未来

以故事化的事件为基础，询问来访者关于未来的设想。邀请来访者探索，如果支线故事继续发展下去，会将生活带向何处？询问来访者可能采取的下一步是什么。

★如果把我们刚刚谈论的这两个事件视为你人生的一个方向，你预期下一步是什么？

★今天看到这些事件，有没有影响你对未来的看法？

★思考我们谈论的这些经历，你对下学年有什么预期？

三、从问题故事到偏好故事的对话

偏好故事有四种入口，分别是独特结果（闪光点）、“似无还有”的提问、主动行为、关于失败的对话。

（一）独特结果

独特结果（闪光点）是无法被问题故事所预测的例外事件。前面详细介绍了这部分内容，下面列举一些提问。

★是否在一些情境下，问题没有发生？

★是否曾经有一个时刻，这个问题本可以控制你，但你却没有被问题控制？

★在过去的什么时候，你从这个问题中看到了其他的可能性？

★是否有某些时候，问题可以使你做些事情，但是，你没有去做？

独特结果是事件，它们与问题有关，他们存在于问题之外。

（二）“似无还有”的提问

“似无还有”（the absent but implicit）指的是在谈话中没有直接谈到，但是隐含在内，其与问题故事相反，从被喜欢、被珍惜的故事中来。与独特结果不一样，“似无还有”隐含在闪光点里，是被认可的偏好和价值，是需要人们探索的没有被发现的为人们所珍视的方面。而问题往往背离了人们所希望、认为有价值的方面。

麦克·怀特强调，在来访者述说时，咨询师要进行双重聆听，听到与目前问题经验所不同的含义，找到“似无还有”的事件。这些隐含的经验是替代故事的丰富来源。

人们所经验到的部分	问题背后可能隐含的部分
挫折	目的、价值以及信念
绝望	信念、梦想及未来的愿景
不正义	对于公平正义的渴望
负担	对于人生使命的许诺
伤害	疗愈
抛弃和孤寂	生命的价值和归属感

“似无还有”会涉及人们所赋予的价值，下面列举四个方面的应用。

（1）当一个人谈到被一个问题困扰时，我们可以提问：

★什么是你所珍视的，但是，受到了阻碍？这说明了你所珍惜的是什么？

（2）提问可以创造一个空间，让人们去思考。要提出一系列类似的问题，使来访者从中抓住要找到的部分，这对于与创伤或虐待相关的咨询效果特别好。

★如果这个问题是对某种状况的抗议，你认为这是在抗议什么？

★如果这个被困扰的情绪是对虐待的抗议，你是在抗议什么？说明你珍视的是什么？

（3）提问不是针对事件，而是针对一些价值或意义时，是在建构偏好故事。

★当你把这命名成问题的时候，意味着你不愿意顺从它，对吗？

★你不愿意顺从它的同时，是否有其他你所拥护的呢？

（4）当咨询中谈到关系，很难用语言描述和呈现时，可以用“似无还有”的提问，这对于家庭和夫妻治疗特别有效。

★当你在说这件事时，有些部分错失了，你可以试着把这部分说出来吗？

★当你在谈这些不开心的事情时，你是否想说，有些没有在这段关系里呈现的，却是你之前所拥有的？

对上面第二个问题的回答，夫妻可能会说：“是的，是之前那种亲密的感觉，刚结婚时那种大家相互理解、立场一致的感觉。”这样，我们把那种美好的感觉发展成另一个故事，发展出来的故事和现在所经验、所缺失的是对立的。

（三）行动蓝图与意义蓝图

1. 行动蓝图（landscape of action）

行动蓝图，是让来访者依照特定情节与时间顺序去排列特殊意义与经验。行动蓝图的提问包含过去、现在与未来，并能有效带出横跨这些时间面向的问题，让来访者按照时间顺序来理解事物的主题。

★你是怎么让自己准备好，可以做这件事的？

★在做这件事之前，你做了哪些准备呢？

★在进行这个行动之前，你想过退缩吗？如果有的话，你是如何让自己继续下去的呢？

★从现在这个点回头看，你觉得自己都做了什么，才达到现在的成就？可以详细说明一下背景吗？

★这个结果是在什么样的状态下达成的？有获得任何人的帮助吗？有的话，你怎么描述这个帮助的过程？

★那时候你在想些什么？会给自己不同的建议吗？

★你是怎么为自己打气，好撑过那段日子的？

★在你的生活中，是哪些方面的发展有助于这个结果的达成？你觉得这些发展是怎么帮助你进行这个行动的？

“你采取了什么样的行动，从受伤害的关系中夺回了自己的生命主权？”这一句是在行动蓝图上进行的提问。有时，看起来细微无足轻重的改变，通常是重大改变的第一步。因此，咨询师应寻找细微的发展并扩大其重要性及意义，询问来访者是如何对抗问题的，哪怕只是极小的一步。

2. 意义蓝图（landscape of meaning）

“采取行动，对你而言有着什么样的意义呢？”这句问话是探索人们对事件赋予的意义。意义蓝图的提问，让来访者思考并决定在行动中自己的成长有什么意义。故事在人们的生命中有着重要的意义，人们需要从中发展出一些主题。因此，故事从行动开始，我们可以透过探索每一个行动的意义来丰富故事。可以引发此类故事的问话如下。

★你如何描述自己的行为？

★其他人对你的行为的反馈是什么？

★能够做出这一行为，对你来说意味着什么？

★此行动显示了你的哪些特质？这些特质有着什么样的历史？

★这一行动对于你的未来有什么意义？

★如果我在你年轻的时候就认识你，你觉得当时的你可以让我明白你对自己生活的渴望，还有你在生活中进行的各种尝试吗？

★你觉得认识年轻的你，会如何影响我对你这个人的看法？

★你觉得年轻的你可以告诉我，你最珍视的是什么吗？

★如果你在接下来的一两周把自己的渴望和最珍视的部分内化于心，会对你的生活造成怎样的影响？

3. 主动权与能动性

主动权（initiatives）显示了人的能动性。主动权可以是任何人都能采取行动，能够做自己想要做的事情，这个行动将他们放在引导自己的生活以及拥有能动性的位置上。主动权和问题之间可以是不相关联的，但是，当人在生命中辨识出了能动性，他们便能在较有利的位置上对问题及他们渴望的生活产生影响。在叙事疗法中，我们预先假定了人们通常在某些方面、对于某些事掌握主动权。发展主动权的故事可以使隐藏在主流论述中的能力被看见。

能动性（agency）不是一个特质，而是一个过程。虽然我们可以称之为人的能动性，但事实上，能动性总是发生在关系中。能动性是在与他人的关系、论述和历程中被体验的。拆解促成个人能动性的过去历程和关系，可以使经验更鲜明、更持续。

关于主动行动和能动性的提问思路：

（1）明确指出不符合问题故事的近期行动。

（2）询问来访者是如何达成这些行动的，即使人们并未将自己视为达成成功的主体或他们将之归功于他人，仍然坚持这样的问话。询问来访者在生命中采取过什么样的行动，促进他们成为自己生命的主人。

（3）询问他们在近期是否采取过其他类似的行动。

（4）询问采取这些行动之前与之后的想法和感受；询问来访者采取行动前是如何为自己做准备的。

（5）探索行为背后的意义或价值。

（6）当无法找到完整的行动时，探索背后的渴望与意图。

★虽然你有这样的担心，但你可以回忆一些去年曾经做过且是你所珍视的事情吗?

★如果我们回看你过去的生活，你做了哪些让你觉得很棒的事?

★如果我问那些目前还不知道这个困难的朋友或同事有关你工作或生活中重要的事情，他们会注意到什么？他们会怎么说?

4. 就主动权与能动性进行提问的思考方向

★来访者做了什么、采取了什么可能的新行动?

★我可以问什么问题，来带出能动性?

★我可以问什么，来发展这个带有历程的故事?

★我可以问什么，来展现出这件事是发生在关系中的?

★我怎样邀请这个人思考这件事，以及他们所拥护的关系?

很多来进行心理咨询与治疗的人，他们刚开始时只能述说很单一或单薄的故事，他们的很多生活经验都没有被包括在内，很多意义被错失了。我们要做的就是，将问题故事外的很多经验重新包括进来。要让人们超越问题故事，就必须创造一个空间，因为问题故事会妨碍人们看到其他的生活经验。外化和多重故事，是在解构问题本身的建构，使我们有机会去产生这样的空间。另一种解构的方法是，在问题故事中产生空间，去发展另外一个故事。要创造这样一个空间的原因是，让人们有机会去发展其他故事或其他经验。闪亮的时刻或特殊的结果，是一个问题故事无法预料的事件，通过问问题去发展这些故事。

主动行为体现着人们在生活中做些什么的能动性，这可以成为打开缺口的地方。不管是独特的结果还是主动的行为，都使我们有空间去发展另外的故事，发展多重故事。有时问题仍然存在，但如果我们从一个不同的故事或多重故事的视角来看的话，就不一样了。有时，当人们学习或获得了新的意义、抱持了新的观念，再回到问题故事的背景或环境中去看问题时，这个问题可能已经不是问题了。

例如，一个8岁的小孩在学校有很多问题行为，但是，她仍然坚持去上学。我们可以用她坚持去上学这个主动行为去发展故事。再如，一位正在经历离婚的女士，她非常伤心，但是，仍然坚持上班。我们可以用主动行为来发展故事，“虽然你很伤心，但你还是去工作，去完成项目……”。

（四）关于失败的对话

另外一个偏好故事的入口，是“关于失败的对话”，可能谈论的是负面的、失败的身份认同，例如：我是一个失败的人，我怎么怎么糟糕。谈论失败时，我们可以与来访者一起考虑：在文化中，成功是什么样的？当人们有负面自我认同时，我们可以去探索，他们是否与现代式权力所支配的事情产生了共鸣。

进行关于失败的问话的步骤：

（1）这个失败与什么有关？

（2）你说的失败是什么意思？具体指的是什么？

（3）你在什么方面失败了？

这三个简单的问题，让故事的对话朝一个方向进行。找到他说的失败是什么，跟什么情境有关，与什么规范性准则不相符合。

1. 规则与价值

我们有一个假设，当他们谈到失败或者没有达到什么标准，他们可能有另外的标准，那是什么？所谓的失败有一个衡量标准，这是什么？在他们没有达到标准的事情中，会出现一个独特的结果，不同于他们所定义的成功。

★谈到失败与独特结果的关系，它们符合什么？

★每个人坚持的规范性标准是不一样的，你不符合这个结果，那什么是你符合的？

★你所坚持的是什么？你不符合你所谓的成功，那么，它符合的是什么？与这个标准不符合的同时，什么与你的标准相符合？

我们假设这是有价值的，所以可以提问：

★你坚持的做法和行为，与那个标准是不一样的，这表达了什么？

★你不符合这个标准，你说自己是失败的。那么，什么是符合标准的？你坚持了一些做法，这些新的做法跟标准是不一样的，跟其他人认为重要的是不一样的，这个重要性是什么？

然后，我们会思考与来访者新的身份认同所不同的方面。

2. 新的身份认同

当某人对自己有负面身份认同结论时，关于“失败”的谈话能够对此有帮助。所以我们假设：人们如此负面地谈论他们自己的身份认同，是受某些论述的影响，可能跟社会地位、文化论述相关，是非常内化的，他们用来比较但又不符合自己情况的期待，是经由现代式权力构成的。

★你发现你所做的事情是重要的，但是，不符合文化的传统，从这样的视角看，你会如何描述自己？

★当你在命名自己认为重要的事情的时候，是否有不同的方面呈现出来，你能描述一下吗？

★从这个视角去看，与自己的身份认同有什么不一样？

★当你指出你在做自己觉得很重要的事情时，是否让你有机会以不同的方式来看待自己？你能描述那个方式吗？

（五）提问的时机

（1）当人们以对问题的描述为焦点时，使用“独特的结果”找到问题之外的独特、闪光的事件。

（2）当对问题的描述围绕在价值观或责怪时，用“似无还有”的问话找到他们所珍视的是什么。

（3）当人们关注的是如何成为自己人生的主人时，使用“主动行动”。

（4）当谈话的焦点为负面自我认同时，使用“关于失败的对话”。

四、精神科药物与支线故事

精神科药物并不能使来访者欣赏到生活中更丰富的东西，药物只能使他们情绪平稳，之后可以开拓其他可能性，叙事疗法可以帮助来访者去开启很多的可能性，去塑造他们的生活。糟糕的用药会将人的能动性剥夺，使他们觉得状态改善是自己所服用的精神科药物产生了影响：我只要吃药就可以了，生活就是这个样子。

药物有时是个安全网，如果发现来访者有自杀倾向的话，建议他们去看医生，作自杀倾向评估。

有两种情况：一种是被推荐使用药物，来访者自己也有强烈的期待。药物对不同的人造成的影响是什么？他们对药物的体验是什么？药物的副作用是什么？然后，由他们自己去决定要不要使用药物。有了这个谈话之后，有的来访者会说“我先不服药，看看情况会怎样，如果之后必须的话我再回去看看”，有些人会说“我选择服药”。

另外一种是来访者在来咨询前早已在服药，我们可以做的是，就他们和药物之间发展一个故事。假如药物跟稳定有关系的话，我们就可以问服药之后跟稳定有关的状态，贴近他去提问：这反映出你的什么方面？这种平稳可以使你去施展哪些行为？利用这种平稳的状态去采取行动或发展一些行为，或者是发展一些能力，也就是利用药物和他们的关系去发展偏好故事。

第七章　重组对话——重建自我认同

“重组会员”的概念是麦克·怀特从哀伤辅导的过程中发展而来的。他认为身份认同基于每个人的“生活协会”。“生活协会”的会员是人们对过去、现在和未来的心理投射中的人物，与这些成员的互动对我们身份认同的形成具有重要的影响。

一、重组对话的内涵

1. 重组对话的定义

重组对话（re-membering conversation）是指把人生视为一个由各种成员组成的“协会”，通过叙事对话，让人认识到他人对自己的看法是自己过去和现在经历过的人和事共同作用和影响的结果。在心理咨询与治疗中，重组对话可以帮助人们看到不同的可能性，重构自我认同，得以重拾与过去、现在生活具有重要关系的人之间的关系。

我们生来就是很多团体的成员，如家庭、学校、社区等。在叙事疗法中，身份认同不仅仅是与生俱来的、被选择的，更是自己的选择。例如，有的人让你印象深刻，也有人虽然在物理意义上离你很近，心理上却是遥远的。

重组对话给人提供了一个修改“生活协会”中会员资格的机会。重组对话不是被动地回忆过去，而是有目的地重塑一个人与生活中的重要人物的关系，重塑一个人对当前的生活和对未来生活的投射。把人存在于自己的脑海中与之对话，感受到这个人的存在，可以从这个人的眼中看到自己，从而更关爱自己。被我们重组的人可以是认识的，也可以是不认识的；可以是现实生活中的，也可以是书籍、影视作品中的。不管这些人物是否曾与我们谋面，只要对我们产生影响，我们想以其为榜样，就可以将其作为重组会员。

Jill老师讲过一个“重组会员”的故事。在二三十年前，芝加哥有一个篮球队叫公牛队，队里有个很出名的球员叫乔丹。Jill在跟小孩工作时，很多时候都会问：“你希望乔丹跟你是一队的吗？”乔丹是一个很棒的球员，虽然他的球队很长一段时间没有赢球，但是，他愿意尝试。在尝试的过程中，乔丹及其队友都学到了很多。跟Jill一起工作的小孩没有当面见过乔丹，但是，很多小孩都把乔丹当作他们“生活协会”的一员。如果一个小孩在学校遇到了一些困难，而他把乔丹作为自己“生活协会”的会员，从乔丹的眼光来看自己的现实，尤其是困难的方面，来访的孩子会注意到自己之前忽略的努力尝试。这样的视角会使他们自我感觉好一些，因为他们一直在坚持，他们有坚持的一面，而不只是在学校遇到各种困难的人。

乔丹不知道他对别人做出了贡献，我们可以想象，假如他知道的话，他会有什么感受？如果他知道的话，这对他的人生意味着什么？一旦我们找到了人们彼此的贡献，就可以利用他人的眼光来看待自己。我们可以去探索这个眼光对自己的身份认同产生了什么影响。当你考虑他人对你做出的贡献时，也同时改变了他人对自己的身份认同。在Jill与孩子们工作时，乔丹虽然是假设的，但是可以鼓励学生在学校更加努力，会使孩子们对自己的身份有不一样的认识和认同。在孩子们的心目中有一个英雄，他做了些什么，这对孩子们是一种鼓舞。这些是在治疗中我们会进行的对话，邀请当事人拉近与心目中的英雄或者榜样的距离。

2. 丧失的实质是失去了自我的一部分身份认同

在叙事治疗的早期，麦克·怀特曾说：“对于丧失，最严重的影响是对个人身份的一种丧失。”身份认同与关系相关，我们通过关系来获得身份认同，我们对自我属于何种关系中的感知，是以一种会员身份来呈现的。

麦克·怀特认为，如果有重要客体丧失，那么，个体失去的不仅是这个人，而且是通过这个人建立的关系，我们将很难再继续维持自己作为关系中会员的身份。如果我们把这种基于关系的身份认同，视作别人如何看待我们，以及我们与他人的关系如何使我们成为自己的一部分，那么，当失去这段关系的时候，我们失去的是通过那个人的视角和体验而获知的关于自己的部分。

丧失会导致一个人的故事变得单薄，也因此使得生命变得单薄。相对于单薄的故事，人们更喜欢丰厚的故事。丰厚的故事并不一定是快乐的故事，丰厚的故事可以同时包括丧失和丰富。当我们帮助人们讲述较偏好的故事时，我们希望不只是见证，而且还能够邀请人们去识别和选择，诸如痛苦或愉悦、快乐或悲伤的事情——他们希望将其融入自己持续的人生叙事中的故事。

简单来说，如果一段关系结束或变得遥远，或者一段友谊改变时，我们会失去曾经历过这一方面的自己。为了使逝去或走远的人持续在我们的生命中成为积极并且鲜明的“会员”，我们可以重新“会员化”他们。重新看待和重新经验与此人有关的过去的事件（或者推测此人在特定情境下的表现），开启了重新会员化的过程。一旦开始这个过程，很重要的是找到方法来维持这个已逝去或走远的人在我们心里是积极且存在的。不管这个人是怎样的，这种方法能够让这个人或者与这个人的关系仍然继续保持。

因此，邀请个体重新体验，再次拥有这个部分，就可以在心理上通过那个人的眼光重建关于自我的身份认同。

3. 重组会员的作用

（1）有助于形成动态多维的身份认同。与身份认同是固定而封闭的自我概念形成鲜明的对比，“重组会员”对话鼓励人们形成一种动态多维的身份认同观念。根据多重关系中形成的身份认同，人们会发现他们的生活围绕共同的主题，与别人的生活联系在一起。这种身份认同可以主导人们在生活中的行为，并对人对己形成积极的定位。

（2）可以修改个人“生活协会”的会员资格。借用“会员资格”这个形象的比喻，我们可以修改进入内心的人物或人物形象，有些给我们带来积极影响的初相识的人可以纳入“生活协会”的会员，有些渐行渐远且带给自己负面体验的人可以降低他们的会员资格，有些会员资格也可以被重新激活。

（3）充分描述个体偏好的身份认同，同时，充分描述伴随个体重要的人际关系而发展出来的生活技能和知识。在回顾会员资格的过程中，通过对身份认同的描述，个体的生活知识与技能有可能被详细挖掘出来。这会让人对自己的生活十分了解，并在此基础上提出未来生活的计划和方向。

（4）对关系进行双向理解。所谓“双向理解”，主要强调双方互相的贡献，透过彼此的眼光来看，自己的存在对于他人的人生意味着什么，一个人的主观能动性从而被重新唤起。

（5）鼓励个体重建与重要角色的关系，重建个人对当前生活的身份认同，而不只是被动地回忆过去。这些生活角色和身份认同可能是目前很重要的，也可能将来会很重要，其重要性取决于一个人的认知。

二、重组对话的图示和过程

（一）重组对话的内容和图示

找到一个人生活中可能需要重塑的重要身份认同的方法有很多。在重组对话中，要重组的重要角色不一定需要直接认识。例如，他们可以是对一个人产生过重要影响的书的作者，或电影和连环画中的角色。这些重要角色也不一定是人，可以是一个人小时候玩过的公仔或者最喜欢的宠物。

重组对话有四个主题（图 7–1）：

（1）他人对你的人生所做的贡献。

（2）进入他人的观点，从他们的眼光看待你自己，思考这对你的身份认同带来了什么不同。

（3）你对他人的人生所做的贡献。

（4）能够为他人的身份认同带来什么不同。

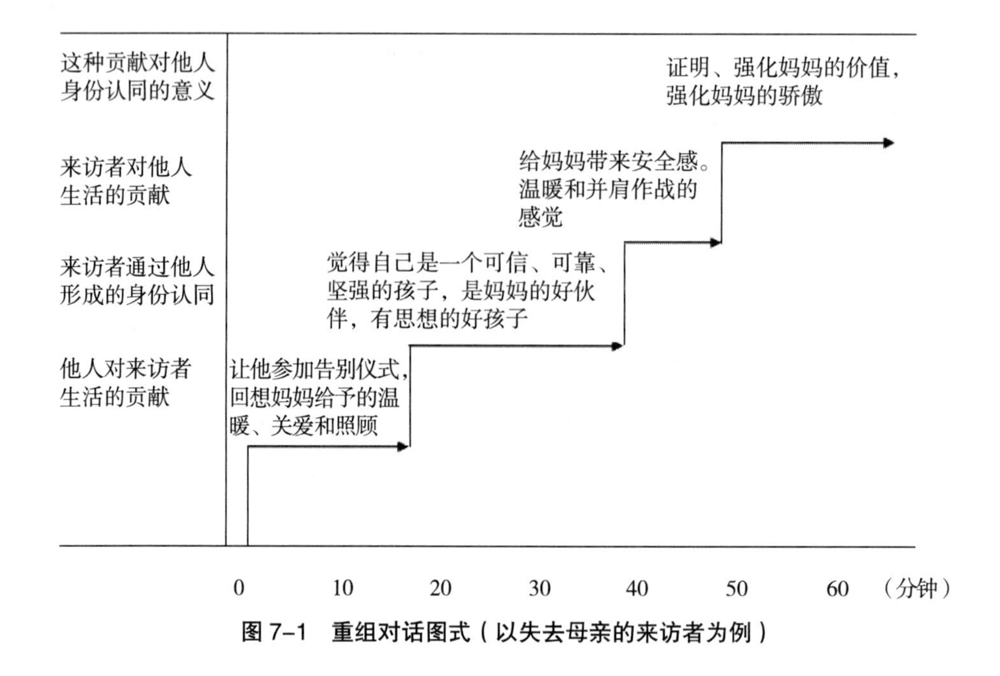

图 7–1　重组对话图式（以失去母亲的来访者为例）

（二）重组对话的过程

1. 从过去经历中找出一个曾经理解和支持自己的人

可以进行这样的提问：

★从你的过去经历中，谁看到你所说、所做以及所感受到的事，最不会感到惊讶？

★在你早些时候，有没有哪一位老师、邻居、亲戚或其他人，赏识你在这个事件中所展现的能力？

★你说的这个事件显示了你重视的价值，在之前的什么时候，也在一些事情中显示了你重视的这个价值？

★谁在之前最注意到你所拥护的事？

★有没有谁是你目前还没有见过的，但如果这个人知道了，会赏识和支持你所采取的行动？

2. 引出关于过去关系的故事的细节，或假设的关系的基础

可以进行这样的提问：

★什么事让你知道他们这样欣赏和了解你？

★有任何具体的事件来说明你与此人的关系吗？

★如果你还没有和这个人互动过，什么让你觉得如果你和此人互动的话，他将会欣赏和支持你？

3. 描述他人对来访者的人生所做出的贡献

可以进行这样的提问：

★这个人如何为你的人生做出贡献？

★你从与这个人的关系中学到了什么？

★这个人表现出什么可能的做法、想法或者感觉？

★如果我从那个人的眼光来看你，我会看到什么？

★那个人心里对你的感觉是什么？

4. 描述来访者对他人所做的贡献

可以进行这样的提问：

★你最欣赏那个人的什么方面？

★你对那个人的人生做出了什么贡献？

★那个人的人生如何因为认识你而有所不同？

★如果你与他还没有实际互动，想象一下如果你们认识了，你对他的贡献可能会是什么？

5. 将他人拉近，如同自己生活中的一员

可以进行这样的提问：

★如果你让他人保持对你的关注，你的哪方面会被唤醒？

★如果你感觉到那个人就在你的心里，与你一起，会给你每天的工作带来什么不同？

★如果你现在从那个人的眼中看你自己，你最欣赏自己什么？

★如果你从现在起这样看待你自己，会造成什么不同？

三、扩展会话

（一）询问意义和影响

将经历说出来是有意义的。人们以一种去中心化的方式分享相关的经历，通过形成共鸣，人们的人生得以连接起来。

可以进行如下提问：

★你最欣赏自己在关系中的哪个部分？每个人都会经历丧失，你经历的那个丧失的情境是怎样的？

★经历了丧失之后，你获得了什么，学到了什么？

★你从某一经历中认识到了怎样的自己？

★你最欣赏自己什么？

★文化怎样影响了你对所经历事情的认知、判断和立场？

（二）对克服困难的技能进行提问

★请描述一种支撑你度过困难时刻的某种生存技能或者知识。

★请讲一个故事，关于在某一时候，你所拥有的技能或者知识给你或者他人带来的支撑。

★这种技能或者知识的历史是什么？你是怎么学会的？从谁那里学的？

★它是否以某种方式与家族或者文化传统相连？如果是的话，它们是如何相连的？

（三）联结榜样的提问

为保持平静、在当下和充满希望，进行重组会员。

1. 选择认识的人进行提问

首先，请来访者选择一个在保持平静和充满希望的状态方面是自己的榜样的人。然后，进行如下提问。

★这个人是谁？你是怎么认识他／她的？

★他／她的什么让你感受到平静和充满希望？

★是否有一个具体的事件或者情境能说明这一点？

★请回想一些细节，描述这个人是如何展现平静和在当下的？（如面部表情、身体姿势、声音声调等）

★如果我透过这个人的眼睛去看，我可能会看到什么？

★把这个人的存在状态带到你自己的状态中，那是一种什么感觉？

★如果这个人就在你身边，这会给你的日常生活带来什么改变？

★当你和正在应对丧失或哀伤的人在一起，如果能更多一点展现这个榜样的存在状态，这会给他们（正在应对丧失或哀伤的人）带来什么改变？

2. 选择不认识的人进行提问

在“重组会员”对话中，我们可以选择著名的人物，对这些人进行重组。这个榜样是什么样子并不重要，重要的是，在你的印象中他是什么样的；在你的切身体会中，他是什么样的。

对于公众榜样式人物，可以这样提问：

★为什么这个人对你来说那么重要？

★他们身上呈现出来的什么，是你想要的？

★他们是怎样呈现出来的？你又是怎样知道的？

★他们脸上的表情是什么？站姿如何？

★这个榜样秉持的信念是什么？对你来说意味着什么？

★你可以用什么方式想象他们就在你身边？你可以用什么方式，把他们的品质显现出来？

Jill 老师曾经说过她的一个亲身经历，“曾经有一段时间，我们经常跟办公室的房东争吵，我当时被他对待我们的态度气坏了，面对他时，我甚至不能保持文明的行为举止。当时我正与女儿读《哈利·波特》的故事，我被里面的人物（无论别人对他怎样，他都没有受影响，他始终是很有礼貌的）的做法所感染。我们办公大楼的门是旋转式的，每当我进入办公大楼的玻璃门时，我就想到那个人物，这改变了我很多，我能够跟房东进行交谈，而不是跟他吵架。所以，重要的是，你选择的不是那个榜样真实的身份，而是那个榜样给你带来的切身感受”。

（四）关于后悔和内疚

一位女士的弟弟自杀了，她感到很内疚。她患有抑郁症多年，也积累了很多应对抑郁症的方法。当弟弟自杀身亡后，她感到很内疚，原因是她没有把自己积累的方法与弟弟分享。她认为如果她分享了那些方法，弟弟就不会自杀了。有时候，某种悔意是在表达人们认为某种行动是自己能做，也能改变结果，但却没有做的行动。他们把焦点放在自认为没有做的有用的事情上，悔意阻止他们看到自己已经做到的事情。

这位女士因为没能挽救自杀的弟弟而内疚，那就通过这样的一个问题，让她去想一想，如果把痛苦作为一种见证，一种深爱弟弟的证据，你有可能将这个爱隐藏起来吗？这个问题，是一个“似无还有”的问题。在一个人经历内疚时，“似无还有”的问题对这个人来说，可以让她看到内疚的背后是爱。当一个人陷入内疚时，她没法把自己的爱表达出来。我们可以把这种内疚看作双面体验中的一面，另外一面就是爱，通过“似无还有”的方式，让人们找到意义。来访者有双面体验——内疚与爱。

“我无法忍受这样的丧失”——有些人无法忍受丧失，咨询师也可以对此进行意义转换，让他去找：为什么这件事对你而言是无法忍受的？并且对此做出回应。以痛苦作为见证，证明他们是多么珍视某段关系。我们可以这样问：“如果把痛苦看成自己爱弟弟的证明，你觉得这种爱可以怎样延续呢？”

四、对于哀伤者的聆听

（一）聆听的态度

如果来访者是一个正在经历哀伤和丧失的人，我们应该应该用怎样的态度去倾听？要秉持什么信念？后结构主义观点是：他/她有能力应对丧失，这个人是有力量的，这种力量是在关系中建构出来的，与过往的历史有关，与他/她和周围的人的互动有关，与他/她所秉持的世界观有关。

★相信来访者一定可以从哀伤里走出来。

★相信一定有另一条生命线可以去探索。

★相信哀伤背后有深深的爱（“似无还有”的假设）。

★相信来访者内在的力量不会因为丧失而被带走。

★哀伤是成长的一个经历。

★感到悲伤是可以的，同时，可以感受快乐，也可以去玩。

★用不同的时间和方法去应对，没有标准。

★人死了，可以另一种方式与当事人在一起。

回忆一个逝去的人时，我们可以是哀伤的，也可以是不哀伤的，这是非常重要的信念。一个人在经历丧失时，一定时时刻刻都要痛苦——这样的观点会把人与痛苦紧紧地捆绑在一起。按照这样的论述，当一个人在经历丧失时，没有感受到痛苦，就会觉得自己不正常。

（二）聆听的要点

对于正在经历哀伤的人，我们可以做的最基本的事情就是聆听，如果没有聆听，则什么都不存在了。怎么去聆听，聆听什么，这是很重要的技能。作为叙事咨询师，制造出安全的环境，平静地聆听，让来访者能够把心里想到的都表达出来，就已经足够了。作为叙事咨询师，可以从以下几个方面去聆听。

第一，在非言语层面，关于来访者，你注意到什么？你怎样理解她？你想如何回应？

例如，在谈话的过程中，来访者双手紧握，如果咨询师注意到了，可以询问：我看到你的双手是紧握的，“双手紧握”是在表达什么呢？

第二，你是否感到自己正逐渐理解来访者的体验？是否可以做一些调整，以更好地去理解来访者？聆听，仅仅是理解，而不是去修正。

第三，思考作为咨询师，是否对来访者的经历做出假设，小心这样的假设可能阻碍你更好地理解来访者。我们可以问比较小的问题，以贴近来访者的问题，去核实自己的假设，而不是把自己的假设认为是理所当然的。

（三）怎样聆听

（1）理解正在经历哀伤者的体验，去理解对方发生了什么？针对他们的感觉、念头、行为举止，我们要有详细的了解。

（2）跟哀伤者“在一起”。聆听的目的是使来访者感觉到“我们在一起”。

（3）不贴标签，不将来访者归到这类或那类。

（4）不修正，至少在开始时，我们不是以解决问题为导向，不去修正他。

（5）打开视角，相信有很多可能性存在，而不只是自己认为的理所当然。

（6）留意假设，注意到自己什么时候做了假设，当我们觉得自己知道了一些事情时，尽可能去扩展这一点，而不是判断“我知道这是什么意思了”。

（7）留意自己不理解的时候，并告诉自己：这让我找到了完全不同的世界观。带着好奇心去谈，思考什么对他们是合理的。

五、丧失中的自我认同与重组会员

有些哀伤者一直专注于丧失带来的影响和痛苦，我们可以问：“你想成为什么样的人？”这样的问题可以给来访者开启一条路，我们无法掌控一个人的离去，但可以掌控自己的身份认同。我们没有办法改变已经发生的事情，但是，可以成为想要成为的人。面对哀伤，自己的路到底该怎样走？

叙事治疗的观点是：自我类似一个“项目”，是一个逐渐完成的过程，丧失发生时，就像一个人的某部分被扯了下来，留下了一个难以填补的洞，自我的身份认同被破坏了。可以从以下两个不同的角度来理解被破坏的自我认同。

1. 通过关系来认同自我

身份认同基于关系。一个人在不同关系中，在不同的情境中，表现出来的状态是不同的。自我是人和人之间共有的过程，关系是双向的，人们通过体验来体会关系中的身份认同，这种动力是随时变化的。

哀伤和丧失有很多种，死亡是其中一种，有时离开也是一种丧失。比如，在一起工作多年、配合默契的同事调离了，我们会感到丧失，心里非常伤心和不舍。在一起工作的时候，我们有丰富的互动，可以在办公室里讨论，可以在走廊、过道里聊天，大家都很享受这样的工作氛围。虽然大家是不一样的人，但彼此尊重，工作起来很开心。这位同事的调离，让我们感到很不习惯，好像工作中的乐趣减少了很多。有时不知不觉地去到他原来的办公室，发现人已不在，在走廊里再也碰不到他。叙事治疗的重组会员，可以帮助我们应对这种丧失，可以把这位同事重组为会员。虽然在物理层面他离开了，但我们没有失去跟他有关的所有方面，把他脸上的微笑，把他聊天时的动作和表情加进自己的内在世界。

我们在"重组会员"时，不是把这个人当成在你身边，而是把这个人放在你们的关系中，思考他是怎样看待你的，去重组他对你的那份身份认同。通过重组会员对话，就算在物理层面某人跟我们没有关系了，我们仍然可以看到在关系中，他们是怎样看我们的，让我们保持这份身份认同。虽然我们失去了日常生活中每天跟这个人的关系，但不等于失去了在这段关系中我们学到的知识和技能。

2. 身份认同是流动变化的

身份认同一直在变化中，是流动的。尤其在应对哀伤和丧失时，身份认同是流动变化的观点非常有价值：不管现在我们怎样，生活总是会发生改变的。

多重故事帮助人们不会在哀伤中迷失。身份认同一直在变化中，不意味着没有线索，而是一直有线在串联着生命故事，不同的点串联着多条线，那些点和线帮人们记得"重组会员"之前发生的事情。身份认同是有迹可循的，在任何时刻，我们的身份认同都与脑海中的多重故事线有关。我是从哪里来的，我想往哪个方向走？在叙事治疗中，我们帮助人们搜索人生经历——是什么让他们到达了现在的这个点，并做一些预测——他们可以去到哪里。

人们过去在每一个点上的选择都会影响他们的现在，一直以来的存在状态造就了人们现在的存在状态。一生的经历塑造了现在的我们，我们在每一时刻都可以想到多重故事线中的几条线。我们感受到的自我价值，跟那一刻连接到的那些故事线有关。在每一时刻，我们看到了什么，造就了我们的自我认同。人生的关键在于我们在每一刻做出的选择。每一个人都可以做出选择，在每一个小的点上做出选择，做出我想成为什么样的人的选择。根据这个选择，我们做出的行动就跟我们在人生中想要的是契合的。

第八章　见证对话——看见多维自我

在叙事疗法中，一旦来访者发展出支线故事，我们就期待这样的支线故事能在来访者的生活中继续扩展，期待其他人也能看到这样的故事。故事不能没有欣赏的观众，观众的功能在于见证并回应故事。局外见证是叙事疗法的又一个特色方法。在叙事疗法中，有时咨询师会在治疗之前精心选择局外见证者，使来访者有机会在局外见证者面前讲述或展开自己的人生故事。然后，局外见证者在咨询师的提问下，通过重述，对来访者的故事做出回应。

一、见证对话的目的和流程

（一）局外见证者的任务

局外见证者（outsider witnesses）首先倾听咨询师与来访者的访谈，然后讲述访谈中哪些部分对自己有吸引力，那些故事让见证者联想到了什么，与这些故事相关的个人经验是什么，以及听了这些故事之后对自己的生活有什么影响。因此，局外见证不是常见的反馈，也不是根据专业的标准进行评估，亦不是提供建议、做结论、给判断或讲道德故事。

通过见证过程，局外见证者的重述可以对来访者的故事进行有效的重现，并且可以通过见证人的眼光对之进行确认，也可以得到自己的生活和别人重视的方面之间建立关联的体验，从而更有力地面对生存的困境。

（二）通过提问找到见证者

进入咨询过程的来访者，不只是挣扎于自己的想法、感受的个体，他们同时也是不同的对话和关系的参与者。改写自我认同的前提是了解自我认同的社会建构过程。新的自我认同需要被看见、被感谢和被发挥的舞台，这些都需要其他人的见证与参与。当新故事在咨询过程中浮现时，咨询师关注的是如何寻找观众，即与来访者讨论，生活中可以支持其新的自我认同的人。

★在你的生活中，有谁听到你是可靠的、努力的、值得信任的，而不会感到惊讶呢？

★在你的生活中，谁会最先注意到你为改变付出的努力？

★有没有朋友会支持你为远离麻烦而做出的努力呢？

★有没有人留意到你已经做到的？

★如果继续这样发展下去，其他人会怎么看你？

以上所有问话都将他人带入故事，使之成为来访者故事发展的观众和助力。一旦发掘出观众，咨询师与来访者就能一起讨论如何邀请观众参与新故事的发展。此时，咨询师有几种发展故事的可能，所有可能皆是将内在对话的故事转化为人际互动的故事，是使故事迁移到发展的策略。

（三）局外见证的过程

对于一次心理咨询或者心理治疗，会谈总时间一般是 1 个小时，前面 40 分钟与来访者访谈，中间 10～15 分钟用结构化提问来与 2 位或 3 位见证人访谈，最后 5～10 分钟再与来访者访谈。

1. 对来访者进行叙事访谈

在这一个阶段，咨询师对来访者做访谈，局外见证者做听众。在访谈中，咨询师要找机会提一些问题，鼓励来访者讲述自己的故事。局外见证者仔细倾听访谈，准备对他们所听到的故事进行重述。

2. 局外见证者重述

当咨询师和来访者的访谈进展到一定程度的时候，局外见证者与来访者交换角色。此时，来访者作为局外见证者的听众，局外见证者进行重述，咨询师通过提问来组织这个重述的过程。重述并非对整个故事的内容进行复述，也不是让局外见证者做总结。重述的重点是来访者故事中吸引局外见证者的部分。这类重述会对来访者的故事进行重新包装和点缀。这些局外见证者的重述还有助于把来访者围绕共同主题的故事连缀起来，这是非常有力的共鸣，生动地反映了人们如何以高度接纳的方式赋予生活事件以价值。

3. 来访者反馈

局外见证者重述之后，回到听众的位置，咨询师会询问来访者在见证者重述的时候听到了什么。如此一来，他们就进行了第二次重述，也就是再次重述，只是这次是来访者对见证者重述的重述。

（四）见证对话的内容

局外见证者的重述并不是对他们所听到的全部内容进行描述，而是将焦点放在故事中最吸引他们的部分。麦克对这个部分有明确的限制，不允许讨论四类问题之外的内容。因为如果不进行限制，见证者会有评判，这不是我们希望看到的。见证回应的类型主要包括以下四个方面（图 8–1）。

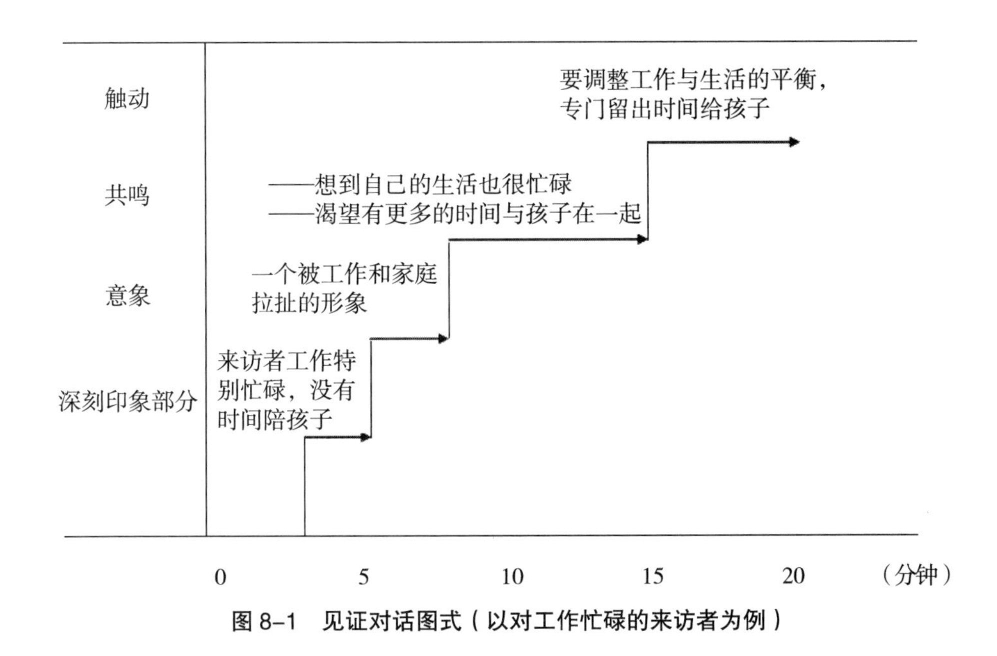

图 8-1　见证对话图式（以对工作忙碌的来访者为例）

1. 表达印象深刻的部分

表达印象深刻的部分，在叙事疗法中叫作识别一个表达（identity an expression），我们可以这样询问见证者：

★当你在聆听来访者的生命故事时，哪个部分吸引了你的注意力？
★在这个访谈中，哪个部分给你留下的印象最深刻？
★在这个访谈中，哪个表达激发了你的想象？

让局外见证者客观、具体地描述印象深刻的部分，描述听到的和看到的，说出观察到的一个点，不要直接给出结论。这些表达可能是具体的词或者短语，或者特定的心境和情感。在说到那些最吸引局外见证者的内容的时候，要请他们说明其独特性和具体性，不能泛泛地说“谁都会感兴趣”或者“对整个访谈都感兴趣”之类的话。

2. 描述意象（describing the image）

我们可以这样询问见证者：

★上述表达引发了你的什么意象？（关于人生、认同以及世界观）

★这些表达告诉了你什么？（关于意图、价值、信念、梦想以及承诺）

请局外见证者说出头脑中浮现的想法或者感受当中认为更有想象力或值得珍视的意象。这些意象可能表现为对来访者生活的某种比喻，或者是来访者身份认同或人际关系的心理映像，或者是局外见证者从来访者的生活中推出来的一种感觉。局外见证者描述这些之后，咨询师应该鼓励他们思考这些比喻和心理映像可能反映了来访者什么目的、价值、信念、希望、梦想或承诺，思考来访者生活的方向是什么，他们重视什么。

当描述画面或意象时，当来访者觉得某个意象特别打动他/她时，会很感动，会流泪。例如，曾有一个暴食症者，她觉得自己特别没有毅力，访谈中她讲到因为要减肥，控制自己少吃。见证者分享了自己的意象：一个小女孩为了达到目标不停地奔跑，非常有毅力。来访者的眼泪马上流出来了，这个意象让她意识到暴食是因为以前太过于执着目标，这让她对症状有了新的认识。在咨询中，类似的情况经常出现，画面比语言的力量要大，画面能够把人的经验重塑起来，作用非常大。

关于画面的提问，有时可以为支线故事提供非常好的名字。例如，在一次访谈中，见证者说他想到了一个画面，爬梯子的画面：来访者在坚持爬，一边滑下来，一边还在爬。来访者很喜欢这个画面，把支线故事命名为“梯子”。见证者捕捉到了访谈中的这个部分，促使来访者有了“梯子”的隐喻。这位来访者说，在没有听到这个画面之前，他以为自己的人生一直在往下滑；见证者说了这个意象之后，他说：“我不只是在往下滑，我也在往上爬啊！”

3. 共鸣（resonance）

我们可以这样询问见证者：

★这些表达和意象与你的工作和生活有什么关系？

★你生活中的哪些部分与这些表达以及意象能产生共鸣？

★在访谈中，你听到的和看到的什么与自己产生了共鸣？

鼓励局外见证者基于他们自己的人生背景聆听来访者的表达，特别关注这些表达如何触动了局外见证者的过去。邀请局外见证者说明他们经历中的哪些事情因为来访者的表达被激活，并进入他们的记忆。

当故事被从其他人的视角来阐述时，故事会变得更加真实。在使用局外见证人时，会看到建构的过程越来越清楚，对来访者更加重要，就像他们自己之前都不知道自己的故事对他们有多么重要的意义一样。当来访者听到自己的故事对其他人产生了不同的影响、产生了启发时，来访者会有良好的感觉，因为自己的故事对其他人有贡献。来访者会想：我自己也不知道我的故事在讲述后会有涟漪一样的效应，影响到了其他人，其他人会因为听到我的故事而有所不同。

4. 转移或者转化（transport）

我们可以这样询问见证者：

★见证了来访者对于生命的表达，你是如何被感动的？

★你身为这段对话的听众，这些经验把你带到了哪里？

★见证了这些表达以及对这些故事回应之后，在哪些方面你与以往有所不同？

★今天你在这里，而不是在其他地方，你获得了什么不同的看法？

★如你看到……，对于你的工作会有什么影响？对于你的关系会有什么影响？

可以问一系列问题，对于来访者来说，听到自己的故事影响到其他人，会觉得自己的故事非常有意义。这个阶段把焦点放在触动上，咨询师请见证者说出，因为见证这些生活故事，他们如何被感动。生活中听到别人如此感人的生活故事，很难不感到震撼。咨询师可以引导见证者联想这些体验把他们的心灵带到了什么特别的地方，包括对自己存在的反思，对自己生活的理解。这种体验让见证者反思自己对自身和生活可以有什么不同的理解，或者面对自己生活中的困境，可以有什么不一样的选择。这个过程是对来访者如何被见证和反映的过程与影响的说明，也是对见证者在见证前后的变化的说明。

二、见证对话实例

这是一次公开演示叙事访谈以及局外见证的实录，目的是把叙事疗法中问题故事的外化、支线故事建构以及局外见证结合，让大家了解叙事疗法的特色和工作过程。

来访者是一名在读硕士研究生，访谈者是本书作者赵静波，有 4 名局外见证者，20 名高校专 / 兼职心理咨询师现场参与。

第一阶段：访谈来访者

T:（对大家）这个场合能来做志愿者，特别需要勇气，让我们用掌声对志愿者表示感谢!（对来访者）首先，请你来简单介绍一下自己，好吗?

C：好，我叫 ZJ，我来自甘肃武威，我不知道大家有没有听过，《凉州词二首・其一》中有一句诗：“葡萄美酒夜光杯，欲饮琵琶马上催。”就是描述了我的家乡甘肃武威。

T：哇，非常有诗意!

C：我觉得我自己相对来说是一个没有那么粗犷，但是又比较粗犷的一个人。没有那么粗犷，更多地体现在我自己的行为和说话的风格上面；比较粗犷，我觉得自己的思想还是比较粗犷的，比较天马行空，比较喜欢看恐怖题材的电影，会有点吓人。来到广州之后，我还是有一点点不太适应，主要体现在天气上，我会比平时更容易出汗，经常感到头很闷，但是，皮肤变好了很多。总体来看的话，我觉得自己大部分时候比较靠谱，小部分时候比较随便。

T：噢，这是一个非常与众不同的介绍，你对自己的特点介绍得很详细，这一点给我的印象很深。好，稍微介绍一下你的家庭。

C：我是独生子，现在跟我住在一起的是我的爸爸、妈妈，还有外婆。我们家稍微有一点特殊的地方在于，我妈妈有一个从中学一直到现在的好闺蜜，我们结了干亲。好像我有两个爸爸妈妈，一个是妈妈的闺蜜和她的丈夫，我会叫他们的女儿“姐姐”，关系就像亲姐弟一样，从小在一起长大。我爸爸是一名老师，我妈妈以前是工厂的员工，现在已经退休了。我姐姐现在是一家公司的经理。

T：好的，家庭方面介绍得很清楚了。请简单介绍一下你的学业吧！

C：我幼儿园、小学、初中其实蛮顺利的，但是，好像那时候学习还没开窍，所以学习成绩不算特别好。到了初中，特别是初三的时候，想通了自己要干吗，出乎意料地考上了我们那里最好的一所高中。高中的时候，我思考到底要做什么，人不能碌碌无为。当时特别想做一名医生，但是，高考的时候有点发挥失常，没有进入理想的专业，不过在医学院就读了心理学。后来保研失败，考研的时候考到了这里。

T：好，现在请介绍一下你的兴趣爱好吧！

C：兴趣爱好主要有两个，一个是比较喜欢唱歌，还有一个是比较喜欢做饭和吃饭。喜欢唱歌，压力大和特别开心的时候都喜欢唱。

T：噢，压力大的时候，一般唱什么歌？

C：一般唱很开心的歌，比如一个香港歌手唱的歌——《推开世界的门》。

T：你是喜欢这首歌的旋律还是喜欢它的歌词？

C：旋律！

T：嗯，一个爱好是唱歌，还有一个做饭和吃饭。好，自我介绍先到这里，我们了解到了很多信息，很多方面我都很有兴趣，或许等会儿我们会回到这里。请问刚刚在我说要谈一个自己的小困扰的时候，你想到了什么？

C：我想到了现在的状态，压力很大，我在压力大和输入信息很多的时候，就会有点眩晕，难以集中注意力。

T：可以举个例子吗？关于压力大和信息输入多的例子。

C：我想到一个例子，比如，现在我在改文章，可能突然又要出去拿东西，同时又有同学发消息给我，说要我做什么。我同时看到微信上有很多消息，然后，我就会想未来我可能要处理1、2、3、4、5、6件事。当时我就会觉得额头前面这一块特别沉，然后，很难集中注意力，整个人晕晕乎乎的。之后，后脑勺会有点痛，我就会自己拍一拍，敲一敲，当时会缓过来。我就继续做事情，但是，做到后面的时候，就会头痛，有点想呕吐的感觉。

T：好，我听得非常清楚，压力大、信息输入多，其实是在一个时间段里有很多件事同时找上来，然后，你要列清单，汇总要处理多少事。之后产生躯体化反应，先是额头，再是注意力难以集中，还有后脑痛，是吧？

C：对，主要集中在脑部。

T：你也有自己的办法，拍一拍，当时会缓解，但后面会有呕吐的感觉，也就是说不舒服的感觉从脑部转移到胃部。在压力大、信息输入多的时候，除了你刚才说到的，先是脑部有反应，再到胃部之外，还有什么吗？

C：别人跟我说话的时候，我感觉好像听到了一些，又好像没有听到，强撑着听，然后要过一会儿，我才能分析他到底说了什么。

T：一开始有点意识不到，反应不过来，就知道有人在跟你说话，但是，却不知道具体的内容，是吧？

C：我的感觉有点像把字面背下来了，过一会儿才能知道说的是什么。

T：也就是说，好像是表面在听，但是大脑有点不运转，是这样吗？

C：是的，有时候我会一直抖腿，是师妹发现的。

T：是别人发现的？你自己还不自觉。

C：对。还有，我那天会特别想吃一些很糍的东西，糍的、黏黏的东西。

T：糍的、黏黏的食物能帮到你什么呢？

C：感觉吃完之后，肚子饱饱的，就有很安全的感觉。

T：好，我听到主要是躯体化反应，还有呕吐、眩晕。这些表现跟认知以及身体的关系比较大，我想问问在那个时候，你会体验到自己什么样的情绪呢？

C：我当时会感觉有点烦躁，但是，立马理智就会上来，因为我不知道我未来要做什么事情，不能烦，一烦就做坏了。

T：所以，这就是为什么你说了很多躯体化反应，情绪反应是我问到时你才说的。我试着整理一下：刚刚我们说的过程，其实也是你在处理压力大和信息量多的过程？先是情绪有点烦，你的理智马上过来压它，然后就出现额头沉、头晕、恶心等，是这样的前后顺序吗？

C：嗯，我觉得是的，应该是先感到有一点点烦，烦的时候我立马会有点想静静，会有点想躺下。

T：接着是什么反应？

C：接着的话，可能就是头晕。

T：你压抑了情绪，但是压抑不了自己的身体反应，然后不断地出现身体反应。

C：嗯嗯，是的，是的！

T：好，我想知道你第一次觉察到压力大、信息多，随后出现心烦，接着出现很多躯体化反应、认知加工方面的一些表现，还有行为方面如抖腿等，是什么时候？

C：应该是去年的 8 月中旬到 9 月的时候，刚好是复习考研的时候。

T：复习考研的时候，你是应届考生吧，复习考研是哪年，大概离现在有多长时间了？

C：复习考研的时候，应该是 2021 年的 7 月到 12 月左右。

T：2021 年的 7 月到 12 月，现在是 2023 年 10 月，差不多有两年了，总的来说它的频率是怎么样的？

C：之前的话，我有一个毛病，我一开始做什么，如果不把它做完，我是停不下来的。那时候如果复习强度特别大，比如说今天这一章复习不完，我就熬夜，一直到自己崩溃为止。然后，那个时候这种情况就会出现，所以它更多跟事件有关。现在的话，感觉好像已经没有那么大的强度了，但是，这样的情况两三天也会出现一次。

T：两三天就出现一次，对吗？

C：对！

T：好，你觉得这个小困扰说清楚了吗？

C：说清楚了！

T：好，我们来总结一下，每当有压力性事件，比如复习考研、事情多，要改文章，又要写东西，等等，好多事情等着你做的时候，你就会有点烦，然后想躺着，逐渐出现前额比较沉，难以集中注意力，后脑有点痛，逐渐有点想要呕吐，是这样吗？我们现在把困扰你的所有这些症状拿出来放到我们两个人中间（咨询师随手拿来旁边的一个纸巾盒）——就像这个纸巾盒，里面装着所有困扰你的症状，让你感觉到很吃力，而且频率变得多了，它两三天就会出现一次，是这样吗？

C：前面是跟事件有关系，但现在好像有点过度反应了。

T：好，现在如果我们能把困扰你的这些症状打包，把它寄出去，要给它起一个名字，你觉得可以叫什么呢？

C：史莱姆！动画片或者游戏里的一个像果冻一样的黏黏糊糊的怪兽，它看起来很萌，但是有点恶心。

T：是哪个几个字？

C：历史的史，莱是草字头下面一个来去的“来”，姆是那个女和母合在一起，就是“史莱姆”这三个字。

T：你刚才形容它外表可爱，又有点恶心？

C：它黏黏糊糊的让人很不舒服，就是它身上有些黏液。

T：身上有些黏液，让你觉得不舒服的是它的黏液，是吧？史莱姆，小怪兽，你更喜欢把它叫作史莱姆，还是把它叫作小怪兽？

C：史莱姆！

T：好，我刚才听到史莱姆来的时候，有些时候你用拍它一下或者用理智赶走它，这两个方法对它的作用是怎样的呢？

C：从身体上会感觉好一点点，如果理智告诉自己的话，我当时就会强迫自己去做这件事情，做着做着我就投入了，就可以把事情做完，强迫自己去做一做就投入了，能做完自己的事。

T：那时史莱姆跑到哪去了？它从让你头晕变成了让你头疼，但是，你仍然能很好地并投入地去做完自己的事情。你在做事的过程中，它在干吗？

C：做事的过程中，其实它只是会让我觉得身体有点不舒服，但是当我真的投入地去做的时候，就不会有太大的影响。

T：你在做事的时候，能够感受到它的存在，但是，你还是可以继续做，它就在那待着，你做你的。你觉得在那个时候你们两个是一种什么样的关系呢？

C：怎么说呢，现在我脑子里蹦出来一个类似于那种陌生人的感觉，它会让我觉得很不舒服，但是它没有进一步行动，它就在那看着，以很熟悉的方式盯着你，是熟悉的陌生人。

T：你用这两种方法，一个是拍自己身体一下，之后会好一些，然后是用理智告诉自己去做，然后真的就去做了。但是，史莱姆并没有消失，它像一个陌生人一样在盯着你，它在什么地方盯着你？

C：刚好骑在我肩膀上的感觉。

T：它骑在你的肩膀上盯着你，你怎么看到的？

C：这是一个画面感受。

T：你觉得它就在后头的画面更明显，还是在脖子上的感觉更明显？

C：刚刚一讲，我突然想到那个状态，其实我肩膀会很紧。

T：它有多大？

C：可能就这么高（用手比划，大概10厘米）。

T：它在你脖子上会给你一种什么感受？

C：有点烦，我觉得它盯着我，就有点被注视的感觉。

T：更多的是盯着你，你觉得它盯着你的目的是什么？

C：它想着我还想睡一会。

T：好，史莱姆盯着你，当你已经压力重重，有很多事的时候，已经很累了，还要继续做的时候，然后，它在你肩膀上，盯着你，目的是让你睡一会儿。我们现在谈到的这个点上，你此刻对于史莱姆是一个怎样的感受？

C：我觉得它有点像一个比较淘气的小孩子，对，因为现在很忙，但是我知道它想让我休息一下，可是，现在确实不允许我休息。

T：你觉得它的到来是想让你休息一下，会给你一种什么感受？

C：感觉焕然一新。

T：所以，你觉得它是一个淘气的小孩子。我听到你的话里有两面，一个是休息一下会焕然一新，但同时你还得做事，感觉到它像一个淘气的小孩子，为什么是一个小孩子？

C：更多的是，需要大于现实的要求，感觉它思想比较任性，但是，很真诚。

T：好，我现在看到了一个变化，就是从外表可爱，但是黏黏糊糊的，很让人不舒服的史莱姆变成了一个淘气的小孩子，这个变化让你有什么样的体验？

C：觉得心理距离上更近了，感觉黏液好像没有那么多了。

T：心理距离更近了，黏液没有那么多了，那黏液去哪了？

C：刚才说的过程，感觉好像把它给剥下来了。

T：这个过程是什么？怎么我们刚才说的过程就把黏液剥下来了？

C：讲到焕然一新的时候，我感觉它让我休息的时候，我会休息得好，然后我就感觉这个画面好像干净了一些。

T：好，刚刚我们说，当史莱姆来的时候，通过拍和让自己理智，史莱姆有时变成一个淘气的小孩子，让你休息一下。前面说史莱姆来到你的生活中已经有两年了，最近两三天会出现一次，你跟它之间还用了一些什么样的方式共存，或者你用什么样的方式来对付它？

C：我特别喜欢喝冰的东西，对，就是饮料或者是冰水。

T：当你喝饮料或冰水的时候，史莱姆去哪了？它跟你之间的距离是更近了，还是更远了？

C：可能会远一些，因为清凉的感觉一上来，就没有那么晕乎，躯体化的感觉好了一点。

T：还有一些什么办法吗？

C：我会写东西，随便写流水账的那种，我写一写感觉它好像就消失了。

T：史莱姆就不见了，是吗？写一写它就不见了，这个过程会有多久？

C：可能半个小时！

T：我们现在知道了 4 个方法，还有什么？

C：我还画过曼陀罗，会去摆摆沙盘。

T：画曼陀罗，还有摆沙盘，这样做的时候，史莱姆去哪了？

C：它好像很平静，好像不在我身边。

T：感觉它不在你身边了，它去哪了？它是怎么从原来黏在你的脖子上，到后面不在你身边的？

C：感觉那种情况下我很平静，好像它就是我脑中的一个想法，这个想法并没有出现，或者说它没有力量把自己催生出来。

T：还有别的吗？

C：散步和吃饭。

T：你的办法挺多呀，散步和吃饭。在散步和吃饭的时候，史莱姆去哪了呢？

C：它也自己散步和吃饭，然后去干自己的事了。

T：你看到这个画面，我们谈到这儿，你现在有什么感受，内心有什么想法？

C：感觉好像沙盘和曼陀罗带来的效果会更彻底一些。

T：曼陀罗和沙盘的效果为什么会彻底一些？

C：因为会让我特别平静。

T：你更喜欢曼陀罗和沙盘这样的方式，假设你的同学，你的朋友跟你有类似的状况，史莱姆到他们旁边的时候，如果你是旁观者，你觉得还可以用什么方法让史莱姆走得远一点，或是让它更干净一些？

C：我觉得要跟史莱姆那种烦躁的情绪共处一下，刚才讲的这些方法，我没有完全停留在情绪当中，坐下来两三分钟跟它相处一下，感受一下，会觉得更好一些。

T：由于时间关系，我想就到这了，你还有什么想说吗？

C：我感觉挺好的。

T：好，现在我跟4位局外见证者进行访谈，你坐在一边听，不用说话。

C：好的！

第二阶段：访谈局外见证者

对局外见证者：感谢你们作为局外见证者，一直在认真听。等会儿大家在说的时候，是对我说，你们所有说的话都是对我，让ZJ静静地听就好了。我们从谁开始？好，从QP开始，我会请大家谈4个问题，每个人都是一样的问题。

访谈第一位局外见证者：

T：刚才我跟ZJ谈的过程，哪一段给你留下的印象最深刻？

J1：最深刻的一个点是他在散步和吃饭，史莱姆也在散步和吃饭，这一段我突然感觉好像有个好朋友跟他经常在一起。他们有时候是分开的，有时候在一起，这是我最印象深刻的感受，让我感觉是舒服的。

T：让你感觉舒服的这个片段，在头脑中有什么画面或者意象涌现出来吗？

J1：这个画面就是史莱姆在散步，很笨重的样子，但是，它慢慢地走。

T：嗯，画面感好强啊！好，我们今天的访谈和你印象最深刻的部分，让你想到了自己的什么，有什么共鸣吗？

J1：我刚才想到一个点，我想到最近喜欢看电影，我从周五晚上到周日看了三场电影。晚上等我女儿睡了之后，我再去看电影。

T：在电脑上看，是吗？

J1：我在客厅里看，一方面这段时间我儿子不在家，就不用收玩具了，我又有点时间，刚好一周过去了，我感觉想要看一下电影。昨天那场是我们一家三个人看的。

T：看电影是你放松的一种方式？联想到自己的是，看电影可以放松身体，是吗？

J1：是的。

T：好，我们今天的访谈你给带来了什么？或者说对你有什么启发？

J1：给我最深刻的感觉是，很多问题也许就是跟我们一起的，也许它不是个问题，跟我是在同一个战线上的。我们可以有办法有方式去做调整和调节，更好地跟它相处，这是我很大的感受。

T：嗯，谢谢你！

访谈第二位局外见证者：

T：刚刚的访谈，对你来说印象最深刻的部分是什么？

J2：我觉得是他讲到史莱姆，想让它睡一会儿，这样他才能够焕然一新，也许可以更好地应付接下来的事情。这一段我印象很深刻，然后他说自己在讲出这一段之后，身上黏液的感觉没有那么重了，干净了一点。

T：这个深刻的片段，在头脑中有什么画面或者意象涌现出来吗?

J2：我想到一个画面是史莱姆在盯着他，其实是在担心，可能会想说：他在这个时候很烦躁，要不要让他休息一下子。所以，感觉史莱姆是调皮，但是，会有帮助和关心他的举动。

T：哇，你把故事延伸了！好，我们今天的访谈和你印象最深刻的部分，让你想到了自己的什么，你有什么共鸣吗?

J2：我想到，其实事情多的时候我也会很烦躁，有这样的情绪出来。

T：好，我们今天的访谈给你带来了什么?

J2：我觉得如果在这个过程中，可能稍微花一两分钟或者一两秒安抚一下自己烦躁的心灵，会不会更有利于接下来事情的进展，就是稍微地做一点自我关怀，去安抚到史莱姆的那一部分。

T：嗯，这是一个办法。好，谢谢你！

访谈第三位局外见证者：

T：刚刚的访谈，对你来说印象最深刻的部分是什么？

J3：我印象最深刻的是，他说在散步和吃饭的时候，史莱姆也去散步和吃饭了。

T：这个深刻的片段，在头脑中有什么画面或者意象涌现出来吗?

J3：因为前面他说史莱姆是一个淘气的小孩子，我突然想到有一个小朋友，就是他的史莱姆，蹦蹦跳跳的，走在我前面，或者和我走了不同的路，它很欢快地蹦蹦跳跳，干自己的事情去了。

T：好，我们今天的访谈和你印象最深刻的部分，让你想到了自己的什么，你有什么共鸣吗?

J3：关于想到自己的什么事情，我其实有时候也很烦躁，我觉得好多事情要做，我根本做不完。然后我下意识地想逃避这个世界，在那一刻，我觉得自己是在退行。如果问我那一刻想做什么，我是想躲进被子里，把自己蒙起来。

T：嗯，不看眼前。好，我们今天的访谈给你带来了什么？

J3：刚刚师兄说，他感觉做一些事情，比如摆沙盘和画曼陀罗，在那个时候，他就不管它叫史莱姆了。他说那个时候它是一个想法，那个想法没有出现，在此之前都是一些躯体症状，是情绪突然到这里，他发现是一个想法，我觉得对我来说它也是一个想法，其实只需要平静一下，它就会过去的。

T：嗯，谢谢你！

访谈第四位局外见证者：

T：刚刚的访谈，对你来说印象最深刻的部分是什么？

J4：让我印象很深刻的是史莱姆一开始在他肩上，后来其实像一个淘气的小孩子一样。

T：这个深刻的片段，在头脑中有什么画面或者意象涌现出来吗？

J4：我当时的印象，其实突然间有一个画面出现，就是它现在在我的肩上，我反转过去跟它交流说："你能帮我顺便捏一下吗？可能做完这一段时间，我就来陪你玩或者就来找你。"

T：你会跟它说话！嗯，画面感很强，很有趣。好，我们今天的访谈和你印象最深刻的部分，让你想到了自己的什么，你有什么共鸣吗？

J4：这让我想到在平时的生活中，我更多地会去这样地跟它进行一个交流。我就想：你要跟我干吗？或者你想要告诉我什么，我们之间要做些什么？

T：好，我们今天的访谈你带来了什么？

J4：我发现自己在这种情况下，反而会更多地去跟它进行交流，去互动。

T：好，谢谢！

第三阶段：再访来访者

T：我们回到你这儿来，听到刚刚我与4位局外见证者的访谈，给你印象最深的是什么？

C：一个是，他只是一个想法的部分，这对我的触动蛮大的。还有一个是，感觉这又来了，我又想到一片空白。

T：好，它现在在哪？

C：感觉不在肩上，还是在周围飘荡的。

T：那是什么样的感觉？

C：调皮。

T：你觉得它现在想要干吗？

C：让我放松一下。

T：噢，让你放松下来。

C：让我想起刚刚有一位见证者讲到的一部分，说要跟史莱姆共处，跟它稍微待几秒。其实，我也是讲到最后的时候，突然想跟它说，也是那一部分当时跳出来的时候，我感觉好像一下子就有豁然开朗的感觉。我当时有一个感受，一开始其实有点晕乎乎的感觉，但是，在讲的过程当中，感觉好像越来越清楚。一个是想法，一个是安抚的部分。

T：好，谢谢你，我们这个访谈先到这里吧！

第四阶段：大组反馈

反馈1：听完之后，我觉得有种润物细无声的感觉。在开场的时候，我的心情就跟来访者一样，起伏很大，最开始像下大雨，这里痛那里痛，这里晕那里晕的，然后又呕吐，后面慢慢变成小雨，最后去享受雨。我脑子里出现这个景象，蛮有意思的。之后把问题看得越来越清楚，看到最后，我体会到其实每个生命自带解决自己问题的能力。这个过程有积极的关注，有咨询师的技巧，这些提问让来访者看到他自己的力量，生命的潜能自己浮现出来了。开始时，那些情绪、那些行为好像全是问题，后面觉得它只是生命的一部分，我看完之后蛮感动的。

反馈2：刚刚来访者在讲他的躯体症状，说症状出现的频率变多了，甚至用“史莱姆”来命名这个问题的时候，作为一个咨询师，我会有自己的一些主观假设，感觉他的问题很严重，他很受困扰，“问题很严重”这种判断出现了。但其实，叙事疗法重要的是去中心化但有影响力，就像赵老师演示的那样。咨询师就像一个新闻采访者，不带评价去采访，所以，我觉得这是一个重要的提醒，要把自己的一些主观评价收起来，然后真的进入咨询的互动中。我们慢慢发现其实它是个调皮的小孩子，没有那么严重，没有那么困扰人，它有些时候甚至还会跟你闹着玩的。

反馈3：我一直在学习叙事、外化的时候，会思考怎么命名问题，问题长什么样子，什么时候要离问题远一点，什么时候要离问题近一点，我感觉自己做的还是在这个层面上，但今天我更清楚地看到了赵老师是怎样做具体外化的。例如，赵老师经常问："你喝冰水的时候，史莱姆在哪儿？"或者，"你写东西的时候，史莱姆又在哪儿？""当你散步和吃饭时，史莱姆在哪儿？"就是不断地让来访者跟史莱姆对话，把问题外化出来。把史莱姆放在个体外的一个位置上，让来访者不断去跟史莱姆对话，不断加强这一块。一开始来访者感觉史莱姆是黏糊糊的，到后面感觉它是个淘气的小孩子。当来访者谈到感觉焕然一新的时候，咨询师继续用种种问话让史莱姆跟来访者在个体外部位置上对话，我觉得这些提问更巧妙、更丰富，感觉今天又学到了很多很多！

反馈4：我刚才坐在这个位置，离来访者和赵老师都非常近，我有时候会进入ZJ的角色，有时候会进入赵老师的角色。我觉得赵老师的提问出神入化，很有影响力。让来访者从旁观者的角度去看他的问题，思考怎么样去解决他跟史莱姆之间的关系，这种出神入化的问法，让我感觉很惊艳。整个过程中，赵老师的状态都是很轻松的，问话似乎没有规律，但就是能把人和问题分开。

T：好，感谢大家看到这么多，体验这么多，谢谢大家！

第九章　制作文件——书写生命故事

叙事疗法把文字书写应用在心理咨询与治疗中，如书信、摘要、邀请函、证书、宣言等。麦克·怀特和大卫·爱普斯顿都认为制作文件就是重塑一次自己的生命故事，他们非常重视文件制作。文件是很好的建构形式，把来访者的人生故事向支线故事的方向发展。

一、书写的作用

说和写是不一样的。从历史发展的过程来看，说先于写，写以说为基础而无法直接呈现说。在说和写这两个系统中，至少有一部分是各行其是的。书写处于权威地位，文字不是让你听或说，而是让你“看到”。“眼见为实，耳听为虚”是一种文化传承，同时也是视觉中心理念的体现。对于视觉的形容词有洞察力、远见、启发性等；而缺乏这些特质的人，则被称为盲目、短视。

（一）书写能捋清时间脉络

如果要觉知自身生活的变化，要体验自己生活的进程，要觉知自己的确改变了自己的生活，需要在时间的脉络之下，从过去到现在再到未来，去找寻一生的相关事件。也就是说，要体验生活中的自己，感知生活曾经有过的变化，创造新的意义，必须有线性时间的概念才有可能。线性时间需要通过事件的顺序来记录，书写很适合做这种记录，因此，要引进线性时间概念，产生生活的意义，书写很重要——书写可以促使我们在时间向度上厘清自身经验。

（二）书写能创造故事的意义

发生在时间当中的某一次行为，虽然在我们注意到的时候已经不存在，但是我们赋予它的意义始终存在着。这种人与意义之间的互动，生活与关系的演化，就像是读者与文章间的互动。从文章的读与写来看，每阅读一次都是一次新的诠释，因此，也可以称之为另一种写作。我们不可能天然认识世界，我们认为人所知的生活是透过活过的经验得知的，人怎样组织活过的经验呢？人要从这种经验的生命中寻找出什么意义？活过的经验得以表达的前提是它必须成为故事，故事决定了我们赋予经验的意义。为了创造生活的意义，人就要面对一项任务，那就是他必须安排自身事件经验的时间顺序，构建自己和周遭世界前后一致的一份记录。必须把过去和现在以及未来预期会发生的事件经验连成线性顺序，才能够建立一份记录。

这一份记录可以称为故事或自我叙事。这个叙事如果成功，人对生活就会有连续感，觉得生活有意义，日常生活有秩序、有安排，未来经验的诠释便是在此基础上提炼的。由于所有的故事都有开始或历史，中途或现在，结束或未来，因此对现在事件的诠释不仅要由过去的经验塑造，也要由未来的经验决定。

（三）书写和阅读的疗愈作用

写信最有意思的地方在于内容和风格，这些信不是单纯的客观描述——内容都是经过仔细拣选的，凸显会谈的要点和可以促发来访者改变的方面。信件的内容可能有启发性，可能和特定的经验与事件相链接，也可能促成一些具有疗愈作用的故事。信件的风格是用假设的口吻、平常的对话创造出一种新颖的感觉，刺激读者的想象力和参与感。如“充满罪恶感的生活等于终身监禁”，这样的话让人震撼；如“一波未平，一波又起”“大事化小，小事化无”这样的文字表达，即使是与事件没有直接关系的外人，读起来也都会深受吸引。

二、文件制作

心理咨询的时长通常为1个小时，两次咨询之间除了事务性联络外，咨询师与来访者并没有沟通。在咨询室中的发现，其影响有时随着咨询的结束而逐渐变弱。叙事疗法可通过文件将咨询效果延伸至来访者真实的生活中，以使之持续显现。在心理咨询和治疗中，通过对话而丰厚了的生命故事可能在思维的惯性作用下消逝，生命故事的版本可能再次向最初的问题故事靠拢，此时，能够有长久保存的摘要、备忘、证书或书信等文件，可以协助来访者记得在叙事访谈中建构的支线故事。

咨询师可以独自制作文件，也可以邀请来访者一起制作文件，或者指导来访者制作文件，记录来访者的新进展、新发现和新观点。

（一）制作文件的作用

制作文件可以起到的作用：

（1）在制作文件时，咨询师需要仔细思考在咨询中呈现的哪些故事要重述；

（2）在制作文件的过程中，咨询师可以重新梳理如何介绍叙事疗法的理念以及如何跟进；

（3）通过制作文件，可以重述和思考一个故事；

（4）文件可以传递信息；

（5）文件可以通过共同的目的把生命联系起来。

（二）文件的种类

叙事疗法的文件非常多样，主要包括会谈信件、摘要、证书、清单等。信件是叙事疗法中最常用的文件，也是最重要的，后文会专门介绍信件。

1. 会谈摘要

叙事咨询师在与来访者进行会谈时，会记录要点。记录的内容一般包括这几个方面：

（1）想要重述会谈的部分；

（2）特别吸引咨询师注意、引发其思考的片段；

（3）来访者的转折点或采取的行动；

（4）被漏掉的闪光时刻；

（5）隐含了“没有被说出来”的承诺、希望、意图、价值等部分；

（6）值得被回顾和记忆的部分。

在治疗结束前，整理好这样一份摘要，打印一份或者发电子邮件给来访者，分享自己对来访者的欣赏或对故事的观点，可以使来访者更加明晰咨询中谈到的关键部分，借此将会谈延伸至来访者生活中。

2. 清单

以列举来访者近5年生活的清单为例，该清单的内容一般包括这几个方面：

（1）识别一个“问题”；

（2）邀请来访者去回想5年前的生活；

（3）提问来访者，制作一个关于来访者过去5年学习、工作、成就和成长的清单；

（4）根据来访者讲述的例子，询问故事及其意义；

（5）邀请来访者依据清单来思考困境。

3. 证书

叙事疗法中的证书别具一格，形式多样，如“会员资格证书”“结业证明”“特殊成就证书”“立场声明”等，如专栏9-1至专栏9-3（摘自《故事、知识、权力：叙事治疗的力量》，廖世德译，华东理工大学出版社，2013年版）。

专栏 9-1：叙事疗法的证书实例

逃脱罪恶感证书

兹证明________已经克服罪恶感。

罪恶感现在已经不在她的生活占有优先地位。现在在她的生活中占有优先地位的是她自己。她现在不是有罪恶感的人，而是自己。

本证书要提醒________和别人，她已经辞去了担任他人生活超级负责人的职务，她不再那么脆弱地老是接受别人的要求，去在意他们的生活，把自己的生活丢在一边。

日期：______年____月____日

签名：麦克·怀特

专栏 9-2：叙事疗法的证书实例

逃脱痛苦证书

兹证明________已经转身离痛苦而去。

他已经开除痛苦这个伙伴，完全认识痛苦一向很需要伙伴，痛苦也靠伙伴而活。

本证书要提醒________和别人，他现在是适合快乐，不适合痛苦的人。

日期：______年____月____日

签名：麦克·怀特

专栏 9-3：叙事疗法的证书实例

戒除坏习惯证书

兹证明________已经阻止坏习惯再影响他。

他现在已经很了解怎样才能戒除坏习惯，所以凡是想戒除坏习惯的朋友，都可以向________寻求协助。

________每次看到这张证书都会感到自豪。别人每次看到这张证

接上栏

书，也会了解他做得很好。

日期：______年____月____日

签名：麦克·怀特

三、信件

信件是非常有力的咨询工具，可使支线故事变得更为丰富，帮助巩固并发展支线故事，很多叙事咨询师都非常喜欢这个方法。大卫·爱普斯顿发展出了通过信件来实施治疗对话的办法，他认为写信是巩固来访者收获的一项重要的技术。他特别强调信件的疗愈作用，他本人几乎每次会谈后都会写信给来访者或者来访者的家人，这些信件通常是整理自他的会谈记录。来访者及其家人与咨询师以信件等文件的方式分享彼此的咨询体验，这种做法在心理咨询与治疗中是一种突破。

1. 信件的作用

写信是一种让人们彼此之间的故事相联结的方式，我们希望通过写信的方式让来访者的故事更有厚度。咨询之后，如果给来访者写了信，那么在下一次会谈开始时，可以读这封信并和他一起讨论。

爱普斯顿说：我们写信时与来访者是有距离的，恰恰是这样的距离，提供了一个空间，让我们能够去思考问哪些问题比现场问更好。可以是在你咨询过程中觉得有趣或好奇，但没有问到的地方，通过信件将这个反映出来，并给予回顾；或者其中有一点很重要，可以就这点进行回顾或重新讲述；也可以是引起共鸣、联结生命的问题，可以告诉他："你的经验引起了我的共鸣，我也曾经有过这样的体验，你可以分享你的经验吗？"这么做的时候，不是把自己放在中心，而是一直以来访者为中心，通过信件这样一种方式与他联系。

在信中，咨询师会记录每次的治疗过程、对问题进行外化的描述，还可能涉及问题对来访者的影响、来访者在咨询与治疗过程中所体现出来的智慧和才能。咨询师可以再次阅读这些信，其中记录的点滴片段都可以成为建构新故事的起点。这些信件还能用于对来访者面临的挣扎进行摘录，并对问题故事和新故事加以区分。

咨询师的信主要用来鼓励来访者，鼓励他们认识自己在解决问题方面取得的成就或鼓励来访者思考这种成就的意义。利用信件记录来访者的改变，将会突出这些改变的重要性——无论是对来访者，还是对来访者生活中的其他人来说。叙事疗法的信件强调了将治疗中的所学实践应用到现实生活中。对叙事疗法信件的重要性的调查发现，一封信的平均效果等同于三到八次个体访谈治疗的效果。

信件举例见专栏 9-4 至专栏 9-7（摘自《故事、知识、权力：叙事治疗的力量》）。

专栏 9-4：叙事疗法治疗后的思考信件实例

亲爱的艾德丝、特拉维斯、达伦、珍妮丝：

听我说，我不相信我已经完全了解你们要采取什么步骤让关系脱离争吵的状况。我觉得自己已经落后，希望你们能够帮助我赶上你们。

争吵使你们每个人都只能坐在乘客座位上，厌烦消蚀了你们的关系。但是现在你们开始坐上驾驶座，向着明亮远景的公路开去。这其中变化的机制，如果你们能够告诉我一点，我都非常感激。

谢谢。

麦克·怀特

专栏 9-5：叙事疗法见证故事信件实例

亲爱的东尼：

以前，你属于每一个人，顺从每一个人对你的想法。但是现在你已经能够做你自己。你照自己的身份，做恰如其分的事。但是还有很多事我不明白，我想你很清楚。

如果可以的话，请告诉我：什么时候是你的转折点？你特别关键性的领悟是什么？这种领悟又是何时、何处、在什么脉络下发生的？你什么时候第一次发现这种领悟对你的生活与关系的影响？

最后这个问话，或许你生活中的某些人可以帮你详细地解答。你是否已经准备询问他们：是否发现你有什么不同？第一次发现是什么时候？这又如何影响他们心目中你这个人的形象？

如果你有兴趣对这些问题做一些笔记，或许我们下次会面时就可以讨论了。

祝好！

麦克·怀特

专栏 9-6：叙事疗法厘清问题影响信件实例

亲爱的茉莉：

神经性厌食症过去影响了你 99% 的生活，你只占有自己 1% 的领域。你说现在已经上升到 25%，这表示你已经打败 24% 的厌食症。这是过去八个月以来的成就。然而，你却为那些失去的岁月感到绝望，为自己的人生有 2/3 受它的影响而感到绝望。

如果未来的 8 个月再恢复 24%，再 8 个月又恢复 24%，以此类推，请告诉我，多久以后你会恢复到 200%，然后感觉自己的人生有了以前双倍的价值？如果一直这样前进，你几岁的时候可以把失去的时光弥补回来？当别人的生命都已经迟缓下来的时候，你的生命却在加速前进，

接上栏

这对你意味着什么？

只是好奇的麦克·怀特

专栏 9-7：叙事疗法寻找历史信件实例

亲爱的珍妮：

我想我们现在正在你的自我弃绝史中目睹一次令人鼓舞的状况。最近的一次会面，我们都在尝试了解这令人鼓舞的状况到底是怎么一回事儿，结果所有的证据都显示你的生活正在从自我毁灭转变为自我接纳。

你提供的资讯为我厘清了一个问题，那就是，这种状况有一个在前面开路的先锋，以前也有人有过像你这样的历史。

因为这一点的启发，我有一些问话想要提出来。

（1）什么样的奋斗史使你创造这一次令人鼓舞的状况？

（2）你能不能找出与前面的先行者的生活相同的奋斗轨迹？

（3）这种状况又要怎样评估？

如果你对这些问话感兴趣，我很想听到你的答案。

再见！

麦克·怀特

2. 关于信件的咨询设置

写信一般需要 10～15 分钟，要与来访者保持良好的沟通以达成协议，设定好界限。告知来访者不需要回信，这封信相当于下一次访谈的预告。如果来访者坚持要回，咨询师也不会看。在信中可以总结咨询中做了什么，也可以说，如果咨询师有哪些不对的地方，希望来访者指出来，所以，写信会有纠错的功能。因为信件内容涉及隐私，在开始写信前跟来访者商量好，怎样以加密的方式把写完的信给到来访者。在每次咨询结尾时，去问来访者是否希望收到信，并以问题结尾，这个问题会在下次咨询中讨论。

3. 信件内容的选择

信件是最能彰显咨询师作用的方式，写信不是把整个咨询过程都写出来，咨询师不可能把一小时内谈到的所有事情都写下来，而是选择认为有益的内容来写，书写经过筛选的事件与意义。叙事疗法中的信件和证书可以促使人去创造新的、得以脱困的故事。

写信的重点应该放在支线故事上，针对来访者对问题故事做出的反抗行动来发展支线故事。信件可长可短，哪怕只是一句话也是可以的，如下面这封一句话的信。

当抑郁不想让你起床时，是什么样的力量让你起床的？我们下次可否谈谈？

这样便让来访者注意的焦点放在对抗问题故事的力量上。写信的内容一般是：咨询师在咨询中听到的来访者的问题，来访者如何反抗问题，对问题影响的反思；听到的来访者故事中重要的部分；看到的来访者在反抗过程中运用的技能和知识。在信件中提问：

如果保持和运用这些知识和技能，将来会是怎样的走向？

这个工作既能帮助咨询师总结工作思路，对来访者也非常有帮助。

4. 关于问题故事的写法

在信件中，我们可以去承认问题故事的真实性和影响力，如写“我听到你描述抑郁让你的工作表现受影响，让你没胃口，影响到你与家人的关系，但是，你也没有让抑郁完全主导你的生活，你采取了什么样的行动？”我们可以去提问题故事，但是，要把重点放在来访者对问题故事的回应上，如果你没见到他采取行动的话，至少可放在他决定来治疗，希望获得的帮助上。应关注的不是问题故事在做什么，而来访者对问题故事做了什么，例如下面这封信：

亲爱的小C：

我在这次的治疗中听到了如下的事情。在你过去的生命中，我听到抑郁处在很重要的位置，你会反击它，会邀请朋友来对抗抑郁，也会以画画的方式对抗抑郁。我很好奇，你是怎样行动的？在行动的背后表达了什么样的价值观？如果你可以继续过去两周的行动，接下来你与抑郁的关系会发生什么变化？在你生命中新出现的对抗抑郁的方法和努力，你会称之为什么呢？

我希望我理解得没错，如果有理解错的话，希望你修正，在下次再谈。

如果在咨询中已经对问题命名的话，可直接用那个名字。问题要有名字，对抗问题的努力也要有名字，这样更容易建构故事。在建构故事的时候如果没有指向未来，所建构的就不能称为故事，因为故事总是朝向未来的。我们所对抗的主流文化是非常强大的，如抑郁在对来访者做的什么事情。来访者对问题做的什么，对问题采取的怎样的行动或反击，在强大的主流论述下是非常虚弱的，如果想开启一个完全不同的故事，需要精心安排，要有很多有意义的细节，才能帮助来访者持续行动。当整个文化在关注问题是如何把人弄得筋疲力尽时，叙事关注的是如何使人对抗问题的力量强大起来——需要对支线故事有很多强化。信件帮助支线故事得以巩固，而且可以被反复阅读。

信件也可以起到“脚手架”的作用，如访谈中谈论行动花了很长时间，以至于没时间谈行动的意义，那么在信件中可以通过下面的提问谈及行动的这部分：

这样的行动表明你坚持了什么样的价值观？

这就是故事发展的方式，在信件中故事得以进一步发展。

5. 不同阶段信件的重点不同

治疗的一开始与后期所写的信件会不同。开始治疗时，会在信件中回顾问题。对问题故事的回顾是让来访者知道咨询师听到和懂得了他所说的。然后，信件的重点会转移到来访者并没有让问题掌控他的生活上——他是对此有反抗的，再引出命名。在治疗的后期，我们可以不再去关注问题故事了。阶段总结性的信件，一般在接近尾声或最后一次咨询之后来写，写完可以让来访者把信件带回去，回顾整个咨询过程，回忆支线故事和闪光点。

如果来访者没有特别紧急的事，咨询可以从信件开始。很多叙事咨询师的信以提问结尾，问来访者一些问题，下次咨询时则从这些提问开始。如果来访者来了以后不想谈信，或者他对信的反应不强烈，想谈目前的事，我们可以遵从来访者的意愿。这说明信的内容可能在某些方面没有正中要点，我们可以问："信中的内容，你是否有不同意的，或认为不是很重要的？"然后继续问："能否帮助我知道，哪些对你来说是重要的？"以便及时得到他们对信件内容的期望并予以修正。

6. 信件与咨询师的权力

信件是叙事疗法中最具有权力的方面之一，访谈后咨询师选择信件的内容，所以咨询师的权力位置非常高。如果来访者同意咨询师的选择，这会对治疗很有帮助；如果来访者并不认同咨询师的选择，这时需要给来访者不同意的机会，以给咨询师修正的机会。

大卫·爱普斯顿和 Kevin 老师每次咨询后都写信；Jill 老师是当治疗进入转折点时写，或者发展出一个支线故事，而来访者对支线故事还不熟悉，为了强化支线故事时会写。在咨询中，如果不写信，就会错过与来访者确认其是否真的明白了治疗中所谈事情的机会，也错过了巩固支线故事的机会。支线故事是非常脆弱的，问题故事非常强大，离开咨询室后，支线故事需要被巩固。信件中咨询师的位置非常有影响力，由咨询师决定内容以什么方式呈现出来，且与咨询时不一样，来访者读信不会被打断，这会非常有利于巩固支线故事。

7. 连续写信的作用

与一个来访者连续地写信，既保持了治疗的连续性，也可以记录治疗的变化。来访者看到信，一方面能感受到咨询师的重视，另一方面也可以看到咨询的要点，信件让故事得以持续发展。支线故事容易被遗忘，信件以书写的形式让支线故事得以记录下来。

我们在咨询互动中创造出来的内容，通过信件让来访者重新看到，而且体现出连续性，令人震撼。连续几封信也是一种见证——见证行动，这是很不容易的过程，而信件就是这个过程的见证。

四、信件实例及其督导

在前一章“见证对话”第二部分“见证对话实例”中，几位参与者写了信给被访谈者 ZJ，经过允许，下面展示信件的内容以及对于信件的督导。

（一）第一封信及对信件的督导

亲爱的 ZJ：

我很高兴可以与你分享你最近的经历。史莱姆一直让你头疼不适，但你一直有很多方法去应对它，并且总能够成功完成目前的工作，这很令人钦佩。我更加好奇，是什么让你做到这个的呢？你说如果花一段时间去和史莱姆这个小孩子和平相处也许是一个好办法，你未来的生活会因为这个变得不同吗？

祝好！

1. 小心应用“一直”等持续性的词语

“史莱姆一直让你头疼不适”这句话中的“一直”，是写信者的总结，并非实事。在访谈中，被访谈者说史莱姆最近“两三天出现一次”。无论是在叙事疗法的写信中，还是我们在做咨询回应的时候，都要注意小心应用“一直”“总是”这些反映频率的词。所以，可以把“史莱姆一直让你头疼不适”这句话优化为“史莱姆出现的时候，让你感到头疼不适”。

2. 贴近来访者的内在去表达

访谈的时候，ZJ 说，史莱姆从他考研究生时开始，出现两三年了，所以“但你一直有很多方法去应对它，并且总能够成功完成目前的工作”这样的表述，有写信者主观加工的成分。要使这个部分更贴近被访谈者的话，可以说：“经过这两三年，史莱姆对你来说越来越熟悉，你也找到了越来越多的办法，在它存在的时候，你也能够完成你当时想做的事情，是这样吗？”

3. 面向未来的提问要更聚焦一些

“你未来的生活会因为这个变得不同吗？”这句指向未来的话挺好的，不过有点宽泛，可以更贴近些目前来访者提到的压力状况，例如这样优化：“请你猜想，在未来的某一天，如果我们有机会聊史莱姆，聊你的生活，你觉得会有什么样的变化？”

（二）第二封信及对信件的督导

亲爱的 ZJ：

很高兴你和我分享了你的生命中如此珍贵的故事，你的投入和专注促使你完成了许多工作和任务，但在压力过大时，也将眩晕、恶心和头痛等不适带到了你身边。但最吸引我的是出现在你身边的史莱姆，它在你工作的时候就会骑在你的肩膀上陪伴你，有时淘气的它会给你捣乱，干扰你正常工作，你有时也喝冰水来捉弄它，在你吃饭和散步时，它似乎也会去吃饭和散步。我好奇的是，史莱姆出现在你的人生中，它给你带来了什么意义？这说明你珍视的是什么？除此之外，你的生命中是否还有其他人曾经见证过或者分享过类似的故事，这些人的存在对你产生了怎样的影响？最后，我想邀请你想象一下，今天我们探讨了你和史莱姆之间的故事，你会做出什么样的改变呢？做出这些改变以后，未来的生活中会发生什么样的积极变化呢？

祝好！

“最吸引我的是出现在你身边的史莱姆，它在你工作的时候就会骑在你的肩膀上陪伴你，有时淘气的它会给你捣乱，干扰你正常工作，你有时也喝冰水来捉弄它，在你吃饭和散步时，它似乎也会去吃饭和散步”这一段非常精彩，很有画面感，是点睛之笔。写得很传神，来访者与症状之间此起彼伏的关系被刻画得淋漓尽致！

1. 尽量少从咨询师的角度去表达

叙事疗法的语言是贴近来访者的，像“如此珍贵的故事”这样的表述，“珍贵”这个词不是来访者表达的，也不是从来访者的话语中呼之欲出的，而是咨询师加上去的，这样的形容词尽量少用。因为这样的故事，来访者不一定认为是“珍贵的”。

2. 语言表达逻辑要清晰

“但在压力过大时，也将眩晕、呕吐和头痛等不适带到了你身边”这句话有点绕，可以表达得更清晰些，改写为：“但在压力过大时，眩晕、呕吐、头疼等不适会干扰你。”这样的表达是外化的语言，来访者有空间看清楚干扰他的症状究竟是什么。

3. 要慢下来反馈，不要急着表达

“我好奇的是，史莱姆出现在你的人生中，它给你带来了什么意义？这说明你珍视的是什么？”用“意义”这个词需要慎重，当来访者正受症状所扰，还没有意识到症状带来的意义的时候，我们需要慢一点，用中性的表达。这句话可以改写为：“你认为史莱姆的出现给你带来了什么？今天我们探讨了你和史莱姆之间的故事，对你意味着什么？”

信件中“今天我们探讨了你和史莱姆之间的故事，你会做出什么样的改变呢？做出这些改变以后，未来的生活中会发生什么样的积极变化呢？”这一段话跟上一段话相似，写信者的表达偏向于自己的思考，反映了自己的假设。更加贴近来访者的表达可以这样改写：“今天我们梳理了你和史莱姆之间的故事，如果这样的梳理会促使你想做些什么的话，那将会是什么呢？”

（三）第三封信及对信件的督导

亲爱的 ZJ：

很高兴可以与你一起分享这一段故事！

最近两三年，在一些需要你应对的压力场景下，史莱姆喜欢找上门来；史莱姆像一个小孩子一样，有时会骑在你肩膀上——这样的比喻和场景令我印象深刻；它是淘气的，它不顾现实情况地跑出来，但它又是真诚的，会促使你好好休息。即使你有很多方法远离它、对待它，你似乎想要和它试着相处一下。与它共处对你来说意味着什么？你可能会有什么样的感受？如果不远离它，你们之间会产生什么变化吗？期待下一次的分享！

祝好！

这封信写得非常好，可圈可点的地方特别多！把来访者的压力造成的状况，以及来访者与症状“史莱姆”之间的关系用简练的文字传神地表达了出来。多长时间以来，在什么情境下，“史莱姆”以怎样的样貌出现，它的用意和特点，用几句话非常淋漓尽致地表达出来了！

后面几句提问，请来访者思考与史莱姆之间不同的相处状态和关系，引发来访者去思考，去选择，去应对。

（四）第四封信及对信件的督导

亲爱的 ZJ：

感谢你愿意与我们分享你与史莱姆之间的故事。当你感到事情很多的时候，史莱姆就会出现，带给你身体上的不适、思维的迟缓、情绪上的烦躁，但之后你还是能够完成需要做的事情，并且发展出一系列应对史莱姆影响的技巧。我很好奇，发展这些技巧的能力是怎样发展出来的呢？这对你来说意味着什么？你会怎么给它命名呢？如果这一能力继续发展，能够为你的生活带来什么不同呢？期待你的下次分享！

祝好！

这也是一封很好的信，前面一部分把史莱姆出现的情境以及给来访者带来的影响非常清晰地描写了出来。这封信最大的亮点是关于发展应对史莱姆技巧的能力的发展史的提问，并且延伸到未来：继续发展这种能力，会给将来的生活带来什么？

第十章　治疗过程——建构多元人生

本章包括两个部分，第一部分展示一个现场叙事访谈实录，第二部分介绍叙事疗法的过程和基本要素。

一、现场叙事访谈实录

下面这个访谈实录是在一个由 8 人组成的学习小组中进行的访谈。来访者是一名大四学生，咨询师是本书的著作者赵静波。访谈的目的是识别主流论述以及解构问题故事。

叙事访谈实录

T：我们现在开始，请先介绍一下你自己，如你的学业、家庭以及兴趣爱好等。

C：我叫 YY，现在大四，家里有一个弟弟。

T：弟弟比你小几岁？

C：5 岁。我的兴趣爱好是看电影和摄影。

T：好，说到一个小小的困扰，你想到什么呢？

C：我的朋友们很喜欢一起约着出去玩，遇到这种情况时，我总是想拒绝，不想跟大家一起出去，但是，又感觉自己好像特别孤僻。

T：请多说一下“拒绝”，为什么拒绝就孤僻了呢？拒绝跟孤僻之间有什么关系呢？

C：因为大家约着出去玩是很正常的，如果想要与朋友的关系更近的话，就应该出去玩。那是一种让你们之后的关系更好的一种方式，或者是一个必要的过程，但是，我好像总是想要拒绝这个过程。

T：噢，我想试着说说我听到的，看看是否明白了你说的意思。你说了关于人际关系的连接，通过一起去玩能使关系更进一步加深，对吗？

C：是的！

T：我们再回到“拒绝”这个点上来，为什么拒绝之后，你会觉得自己孤僻呢？

C：因为拒绝了，就觉得自己好像有一点做错了，有点愧疚，好像我就应该一起出去玩。因为我也没有什么特别的理由不去。我好像只想自己一个人待着，所以，会感觉自己不太正常。

T：我们在这先停一下好吗？请大家谈谈，刚刚我们谈的片段，有哪些主流论述在起作用？

上面访谈中呈现的主流论述：

（1）不与人交往是孤僻的；

（2）拒绝邀约就是孤僻的；

（3）拒绝等于做错事；

（4）别人约了就要去；

（5）拒绝别人必须有正当理由；

（6）没有理由不赴约是不对的；

（7）人家约着玩就应该去，约着玩去了才是正常的，不出去玩就不太正常；

（8）如果要增进关系，就要约着出去玩。

T：听了大家讲这些主流论述之后，你现在有什么感觉？

C：“拒绝别人必须有正当理由”这句话一下子戳到了我的心。

T：（面向大家）“拒绝别人必须有正当理由”这个论述是来访者一个人的吗？（在场的人都说：不是。）你们有没有这样的情况：如果不想赴约，千方百计地找点理由，让别人觉得自己是不得已才不去的；如果说“对不起，我不想去”，好像就失礼了。（面向来访者）你觉得这句话真戳到你了，请问这个主流论述给你带来了什么？

C：它让我总是感觉很愧疚，我不应该这么做。每次遇到要拒绝别人的情况，就在“我不想”和“我应该”之间产生很多不必要的情绪，让我觉得很纠结，然后会左右摇摆。比如，我前段时间跟朋友说好了我们可以一起出去玩，到后面我实在不想去，就找理由“放鸽子”，然后我会很愧疚，但是，实际上我知道自己没有事情。到后面有可能又反悔了，觉得我好像应该去，我就又跟朋友说“我去”，别人也会很烦，觉得我出尔反尔，我对自己也会产生责备。

T：你刚才说，本来你自己的本心是不想去，找了很多理由说不去，但是，之后你的内心在纠结，就产生了愧疚。有些时候你会动摇自己的决定——还是去吧，是这样吗？

C：是的，就是这样。

T：我听到了两种情况，一种情况是，你拒绝了之后，虽然有愧疚，但是还是没去；另一种情况是，你拒绝了之后，后面想一想动摇了，说“我去”。我想知道的是，这两种情况大概的占比是怎样的？

C：可能5∶5吧！

T：也就是说，这个频率还是蛮高的。我有点明白了，你为什么把这个作为一个纠结的问题，因为在这个过程，你的内心经历了来来回回的过程，对吗？

C：一直不去，好像也没开心，觉得自己不应该，然后动摇了以后说去，弄得别人也很烦，我自己也很烦。

T：计划变了之后，别人和你都会觉得烦，你能举一个具体的例子吗？

C：有一次我去某个周边城市玩，在那个城市我有两个朋友，一个是高中同学，一个是初中同学。刚开始是和初中同学一起约着出去玩的，但是我又想到高中同学也在那里。我觉得假期很多，可以先跟初中同学一起玩，然后再去找高中同学。那是个中秋节的晚上，开始跟初中同学在一起，因为跟初中同学的关系其实没有那么近，而且她一直在谈一些我不是很喜欢的话题，我就特别想离开。高中同学开始时不知道我跟初中同学还在一起，她以为我们已经分开了，就给我打电话，说：要不要出来走一走？我觉得可以，就答应了，然后我就拒绝了初中同学。但是，拒绝之后，我觉得中途换场很不应该，但已经答应了高中同学，我就不知道该怎么办才好。然后，我把这个困境讲给高中同学听，高中同学非常理解，她说："要不你就先别来了！"但是，我又不是很想。我最终还是离开了初中同学，去了高中同学那边。结果我觉得好像两边都有所伤害，我自己内心也不是特别开心，虽然那个晚上玩得很开心。

T：这个例子很形象，你刚刚说"那个晚上玩得很开心"，我想知道是谁很开心？

C：我和高中同学都很开心。初中同学那边不只是我们两个人，还有其他人，所以，我觉得她也应该挺开心的。但这件事情让我觉得特别矛盾，每次遇到相同的情况，我就会把这个事情拿出来想一遍。

T：噢，这个事情想了多少遍了？

C：很多遍了。每次朋友约我，在做决定之前，我都会把它拉出来想一遍，捋一下我自己到底是想还是不想，我不想会怎么样，想又会怎么样；答应会怎么样，不答应又会怎么样，然后再谨慎地做决定。

T：也就是，在自己心里去预演一下各种可能性和结果，再做决定。在人际交往中，被"拒绝别人必须有正当理由"这样的观念所推动，使你要拒绝别人邀请的时候就要找理由，找好理由才能拒绝。为了避免像你刚刚说的在初中、高中同学间来回拉锯的状况，你刚才说要把这件事拿出来再看一看，对照现在的情况谨慎地做决定，做完决定以后，再想各种结果？

C：对！

T：每次有邀约，你得把那件事拉出来想一遍，想得非常仔细，也非常谨慎，为了避免出现像中秋节晚上那样在初、高中同学间换场的情境，每当有人找你去玩，你都得把这些再想一遍。这个过程给你带来了什么？整个过程对你来说是什么样的体验呢？

C：我觉得那个过程会让我有些害怕，就是怕再次出现那样的情况，那个过程之后，玩的时候也还比较开心。但是，还是会让我想现在做的决定——我是不是真的要做这个事情，然后，让我更加谨慎，有时候我也会想有没有必要想这么多。

T：这个是你印象很深的一个例子，是吗？

C：对！

T：最近还有类似的情况吗？

C：前几周我回家的时候，我的一个朋友恰巧在我家附近的一个商场看电影，让我推荐附近有没有好吃的地方。他不知道我在家，但他知道这个地方离我家很近，就让我推荐。我觉得他当时离我家这么近，我又刚好在家，应该邀请他一起玩，但是，我没有这么做，我只是装作不在家的样子，给他推荐了周围好吃的东西。就算我说我在家，他可能也不会想要跟我一起出去，但是，我还是隐瞒了在家的情况。然后，我就觉得有一种刚刚讲的那件事一样拉锯的感觉。

T：拉锯，很形象，拉锯时你内心的感受是怎样的？

C：我觉得我应该告诉他："我现在在家，如果你想要找我玩，你就可以来找我。"但实际上，我没有这么做，可能我是自己跟自己拉锯，别人都不知道，别人只会觉得你怎么说变就变，老是变。

T：好，我们先停在这儿。请大家看在这段里的主流论述有哪些？

这段访谈中呈现的主流论述：

（1）人不应该老是变；

（2）人就应该想到什么就去做什么；

（3）人应该坚定地做一个选择，然后执行它；

（4）如果朋友在附近，就应该招待；

（5）与朋友相处，中途换场是不好的；

（6）朋友联系我的时候，如果我距离比较近，就应该去，没去是不应该的；

（7）来者是客，必须尽地主之谊。

T：好，接下来针对这两件事。一个是中秋节晚上跟初中同学在一起的时候，当时你觉得他讲了很多你比较陌生的话，你很想走了，然后，高中同学约你，你就答应了，这是根据自己的兴趣答应的，对吧？然后，你觉得不太好，你又跟高中同学说了，她说你别来了，但是，你最后还是跟高中同学去玩了，玩得很开心。在这个过程中，虽然你有犹豫，也有徘徊，后来还是去跟高中同学玩了。从这个过程，你看到了自己的什么？你看到自己真正在跟什么做挣扎？

C：是这样，因为当时已经很晚了，已经10点了，我们本来都已经要回酒店了，但是，当时晚上月亮很好，我和高中同学很久没见了，我就跑出去了，我们就在沙滩上一起走到了半夜两三点钟。

T：啊，在沙滩上走到了半夜两三点钟！

C：我刚才这么想，如果是我自己想要做的事情，我应该会比较坚定地去做；但是，当我犹豫的时候，是没有想明白自己到底想要干什么。

T：所以，你觉得什么促使了挣扎的出现？

C：我一方面是想要维持友谊，另一方面也是想要独处的，所以，让我比较纠结，我不是不想去，我只是也想自己待着。

T：也就是说，你不是不想去，只是也想自己待着。这两件事，中秋节的晚上，你去跟高中同学在一起，后面很开心；朋友在附近看电影，最后你推荐了周围有什么好吃的，自己没有去。也就是说，在这两件事情中，挣扎都出现了，它会让你谨慎地做决定，它让你的内心翻来翻去。我听到了你好多次说“应该”这个词，“我应该”过去，“我应该”尽地主之谊，同时，你内心里还有一个“我想”，代表自己真正的意愿，挣扎在中间拉锯。不过，最终你的决定是跟着你自己的意愿走的。我们看到，挣扎的一端是“应该”，另一端是“我想”。如果给“应该”这部分起一个名字的话，你觉得可以叫它什么呢？

C：你刚刚一说的时候，我就想到了“鞭子”！

T：鞭子？请多说一点。

C：鞭子会抽我，它会时不时地让我难受，它可能也赶不动我，但是，还是会抽我一下，让我难受一下。

T：好，鞭子代表“应该”这个部分，同时，你内心里很清楚自己想要什么，比如中秋节晚上跟高中同学聊天，在家独处，代表自己内心真正想的这一部分，如果给“我想”起一个名字的话，你可能叫它什么？

C：很像一团燃烧的火！

T：燃烧的火，是自己内心很有激情的意思吗？

C：是的！

T：鞭子和火，当鞭子抽到了火上，有什么感觉？

C：觉得这鞭子会发烫，就更疼了！

T：鞭子发烫，谁疼呢？

C：我疼！

T：我看到你刚刚笑了一下，鞭子抽到了火上，发烫了，然后，你自己疼，身上疼会疼多久？

C：像蜜蜂蛰一样，会疼一点，但是，它打不到那个火，它只不过是变烫了而已，就是这种感觉。

T：打不到火，只是变烫而已？

C：是的，其实还没打到过。

T：这个时候“火”有什么变化？

C：有的时候可能会被打得小一点，甚至就像踩一堆快要熄灭的火一样，它可能就灭了。有的时候可能就像火堆被拨弄了一样，可能越烧越旺。

T：噢，非常形象！你描述了两种情况，我们一个一个来说。即将熄灭的火，然后，鞭子一抽它就灭了。你觉得它意味着什么？它给你带来了什么？

C：可能我会封闭一段时间，就觉得我现在需要去做另外一件事情。

T：封闭自己一段时间去做另外的事情，对你来说意味着什么？

C：在客观上、在理智上，我觉得有的时候是好的，并且做了另外的事情，让我之后会觉得挺快乐的，这可能是另外一种选择，之后会让我挺开心的。

T：好，鞭子抽了之后，火被越抽越旺，就像加了一把火一样，这个对你来说意味着什么？

C：好像鞭子没什么作用的感觉，就是一种开心的感觉。

T：它的抽打让火越烧越旺，所以，它起到了什么作用？

C：有一点幸灾乐祸，或者有一点“抽不到我”那种感觉！

T：让火越烧越旺，然后你有很开心的感觉。对你的影响是什么？

C：感觉自己很有勇气，有很“疯”的那种感觉，觉得自己在坚定地做一件事，没有那种遥远感，就是这个时候我是……（停在那里，不知道用什么词来表达）

T：绽放自己！

C：对，是这样的，自己疯狂的玩一把！就是绽放，啊，绽放！

T：我看到你眼睛湿润了！

C：是的！

T："绽放"这个词使你很受触动。

C：我初中参加补习班的时候，有一次一个老师在补习结束之后说我太内敛了，就说了"绽放"这两个字，然后，这两个字就一直记在我心里。

T：今天我再次说了"绽放"，你就想起来那个事了？

C：对！

T：所以，我们看到，"应该"这个鞭子给你带来的，一个是虽然火熄灭了，但你又去做了别的事之后，其实还是开心的；有时候是让火越烧越旺，让你绽放自己。我们看到这两种状态之后，再回头看鞭子，现在你对这个鞭子有什么感受？

C：刚刚谈到这两个场景之后，我觉得这个鞭子像是木头做的，它既可以给我的火添一把火，它在火熄灭的时候，还可以变成拐杖一样的东西，让我接着去做别的事情。这种感觉好像不是那么疼了，不是坏事的感觉，就是它可能只是两种东西。鞭子它是会变形的，可以当拐杖，也可以成为助燃的木头。

T：我们知道了这一点后，再回看给你带来困扰的人际问题，你现在怎么看这个困扰你的问题呢？

C：我感觉纠结好像也是一个过程，只是经历这个过程，不论走向哪个方向，都不是我特别抵触的。现在看看那个过程，可能当时感到很纠结，但无论做什么选择，之后都会有一个结果出现，可能只是需要更加开放地去接受它或者去拥抱它。还有我之前一直没有看到结果，我之前一直只看到我的纠结，但是，把这两个事情拎出来之后，我发现无论是哪种情况，我其实最后都是选了自己想做的事情。虽然我一直都这么纠结，但是，还是找到了一个能够让自己更加开心的方式去应对它，这让我觉得，我原来也没有那么不能够应对它。

T：也就是说，纠结的时候，有两个方面，一个代表"应该"，一个代表"我想"，从你举的这两件事情来说，最终你还是选了"我想"。虽然这个"应该"不断在挥舞着鞭子，但是你还是特别清楚它是什么，而且，你刚才说找方法应对，结果并不会给他人造成伤害，并且你坚持了自己想要的方向。

C：我特别喜欢你刚才说的这个话，我还是往火的方向绽放！

T：嗯，其实每一次你都绽放了自己！只不过经历了一些纠结，但是，这些纠结的经历好像让你找到了很多办法，去找到更符合现代人礼节的方式去拒绝。也就是说，不但让自己绽放，而且还能够很好地去维持人际关系，没有破坏它，是非常小心地维护人际关系。我们就到这吧，你想说什么吗？

C：我感觉整个过程很流畅，然后，就是感觉很神奇！是一种很奇妙的体验，不是那种隔靴搔痒，而是一种很直接的操作，淋漓尽致，对，淋漓尽致！

二、叙事疗法的过程和关键要素

（一）叙事疗法的操作过程

1. 从了解来访者本人开始

“请先介绍一下你自己，如你的学业（或工作）、家庭以及兴趣爱好等。”叙事疗法往往从这样的询问开始。叙事世界观更关注人，我们想知道来访者问题以外的方面，对来访者这个人抱有兴趣，而不仅仅是他的问题。因此，叙事咨询师通常以询问来访者的身份、爱好、生活、交往等问题以外的方面作为开始，他们从更广的视角去看来访者，使来访者明白他们比问题更充实、更丰富。例如，在开始治疗的时候，先倾听来访者的一些故事，我们可以问：“你觉得我是先了解你这个人，还是先了解你的问题是什么？”如果来访者问为什么，我们可以说：“因为你呈现的很多是‘问题’在说话，现在我想听听你本人说话。”

当请来访者做简单的自我介绍之后，可以问：“你有什么问题想问我？”这样做的目的是，让来访者觉得咨访之间是一种双向互动的关系，由来访者来决定是否打开他的生活，构建一种合作性的咨访关系，他们来决定是不是用这种方式跟咨询师交谈。“我可以问你一些问题，你也可以问我一些问题。”然后，咨询师继续向来访者表达，“在访谈的过程中，出现任何不能理解的时候，你都可以提出来。”

2. 双重聆听

在来访者诉说自己的故事和问题时，叙事咨询师需要进行双重聆听。

（1）聆听问题和问题故事。

聆听问题和问题故事，以及来访者对这个问题的体验和理解是什么；聆听这个问题对于这个人、这个家庭意味着什么。虽然我们要发展一些故事——发展偏好故事，但我们还是要花很多时间对问题进行关注，这是为了更好地理解来访者对问题的经验和体验是什么，去感受他们挣扎的感觉。

（2）聆听没有被问题掌控的故事。

以聆听来了解他们那些没有被充满问题的故事所遮蔽的行动和想法。也就是说，以聆听来了解让人们觉得困扰的部分是什么，以及他们在问题之外所拥护的价值观，视他们所说的为故事，而不是“事实”或诊断病症的线索。经由聆听人们当前所组织的生活及让他们觉得困扰的事情，来欣赏他们的故事。从聆听开始理解并寻找支线故事的入口。可以用解构的观念，了解此人所用的语言和偏好，创造更多的可能性。当我们解构故事的时候，要细致地贴近问题的经验，以找到替代故事的入口在哪里。通过聆听，我们可以了解来访者所使用的语言是什么，同时也了解他们的价值观、偏好，他们想要对人生做什么。

3. 将人和问题分开

与来访者一起探讨：在他的生命叙事中，是文化中的什么规范和想法支持了他们充满问题的理解？这有助于拆解和揭露问题所来自或支持的文化和社会论述之下的故事。这样的过程是解构中的一个很重要的部分，其中最主要的两个方法就是命名和外化。

（1）命名问题。

用贴合来访者日常经验的词语来命名，而不是心理学术语来命名。命名不是给一个专业诊断，而是要抓住来访者的主观体验，然后在这样的语境下开展咨询。

（2）外化问题。

把问题客体化，作为与人无关的一种现实，把问题物化在人的外面。问题如何在人身上运作，如何卷入人的生活？人为什么注意这些问题？这些问题造成了什么困难使人无法逃脱？外界的什么使问题一直存在？问题对来访者的生活及其家庭有什么影响？通过这一系列问题，把来访者的问题外化，把人与问题分开。

4. 重塑生命故事

咨询师在问题和偏好故事之间搭建桥梁，以问问题的方式邀请来访者详细地叙说以及重新叙说生命的经历，如此，他们便可开启丰富而丰厚的叙事，这样的叙事正能反映他们所偏好的叙事。可以通过询问转折点和人生的方向来重塑故事。

叙事疗法的隐含逻辑是人们的生活有多重故事，要体验式地投入多重故事或可能性之中，这些故事是问题故事所意想不到的。在治疗中，要让来访者清晰地看到问题故事与偏好故事、多元故事之间的桥梁是什么，让人们体验式地感知自己所拥有的能力和技巧。

5. 见证和记录

咨询师和来访者一起进行局外见证和文件制作，如用信件和摘要记录等，来加强治疗和巩固治疗效果。

6. 结束治疗前的询问

每次访谈结束时，叙事咨询师会习惯性地询问：你觉得这次谈话对你有帮助吗？如果有，是怎样的帮助？你还愿意再来谈谈吗？什么时候愿意再来？叙事疗法不大强调来访者要一周来一次，而是请来访者思考：你想一想今天的访谈把你带到了哪个地方？这样的问题使他不会忘掉治疗中所谈到的内容。治疗的频率以来访者自己的感觉和决定为主，可以一周一次，也可以两三周或者一个月一次。

什么时候结束治疗或达到目标？叙事疗法以提问来访者的形式，如“你觉得我们达到了目标吗？”来判断，即来访者有权决定是否结束。在故事发展的结尾，一般会问关于未来的问题：“你觉得照着故事发展的走向去生活，在接下来的日子里，你的生命看起来会有什么改变？”如果有一天，咨询师发现来访者已经有了之前提到的改变——这是个好信号，这时可以提议说：“现在是不是个结束的时间呢？”

（三）叙事访谈中咨询师需要思考的提问

★我是在理解来访者吗？来访者有没有体验到我在理解？

★我们是否在彼此的经历中产生了共鸣？如果不是，如何产生共鸣？

★这一经历将这个人同什么联结起来？（什么人，什么目的或意图，什么其他经历？）

★这一经历对来访者意味着什么？

★我是否理解这一经历中所有的复杂性？我可以问些什么来帮助来访者描述和领会这一经历的复杂性？

★来访者如何促成了这一经历并塑造它以这样的方式展现？（来访者如何在这件事中体现个人的能动性？）

★这一经历中有什么感人或促进转变的地方？（这一经历中有些什么把来访者在体验方面带到了一个不同的点？）

★这一经历提供了什么新的视角或不同的论述？

★我是否正在帮助来访者体验一个正在展现的故事？（一个在人的一生中有着许多可能性和有着更多有意义的故事。）

（四）叙事聆听

1. 聆听的目的

意图在咨询师聆听的过程中，让来访者诉说的同时，去经验他们自己的目的、承诺、技能和能力、能动性。不但让他们述说，而且帮助他们体验到和经历到。

聆听的目的是去体验讲故事的人的体验，去识别和感知这一体验对讲故事的人来说是怎样的。这样做的目的是知道来访者在讲述时是否投入和正在体验所讲述的故事。以这样的方式去倾听和提问，也能够强化讲述者在描述所选择的特定事件时自身于体验之中的投入。我们也希望能有影响力，去观察切入口，并通过提问来发展和探索正讲述的故事的其他层面。

聆听的目的还包括使人们感受到背后的能动性。通过我们的仔细聆听，我们能够看到，他们自己也能看到，并且能够持续他们对自己的承诺。在我们聆听他们时，他们的技巧、他们的能力，以及他们意欲达到的目的、承诺时等各方面会更清晰，从而更能使他们认识自己的生活，对自己的生活更有能动性。对他们问题本身来说，是他们自己在控制，就好像他们是司机，而不是坐在旁边的乘客。我们不仅仅帮助他们去诉说，而且帮助他们鲜活地体会和经验这些。我们做得有多好，就能感受到他们在多大程度上体验和经验这些。

2. 聆听的内容

作为医生，接受的训练是把一个人的问题放在显微镜下，聆听的都是症状和病史，这样，有助于给病人做诊断。但是，叙事疗法的聆听，是为了能更多地接近来访者的经验。

（1）理解。

聆听是为了理解，理解另一个人的经验是什么，用头脑和知觉去感觉另一个人的经验是什么。

（2）偏好故事的入口。

聆听是否有偏好故事的入口，即便是在听问题描述的时候，仍然应抱着这种想法。所以，叙事咨询师的聆听是双重聆听。一只眼睛、一只耳朵在关注问题方面，另一只眼睛、另一只耳朵在关注非问题的方面。这样聆听，就会听到一些非常重要的、可以用来解构的内容。

（3）可以解构的重要观念。

除了理解、找入口之外，还要关注问题是什么，这个问题对于来访者、对于他的家庭意味着什么。虽然我们要发展偏好故事，但是我们还是需要花很多时间对他们的问题进行关注，这是为了更好地理解来访者的问题是什么。我们体验式地观察，去感受来访者与问题挣扎的感觉是怎样的，尽量去理解那个问题到底带来的是什么样的体验和经验。当我们解构故事的时候，要细致地贴近问题的经验，以找到另外的替代故事的入口。

（4）来访者所用的语言和偏好。

通过聆听，我们了解到来访者所使用的语言是什么，同时也了解到他们的价值观和偏好，他们想要对人生做什么。在这个过程中，避免使用所谓的“专家语言”，不要把自己的价值观强加给他们。

有时出于咨询师的经验，来访者想做的一些事会让我们有些担忧，心里想：“你想这样做，是否真的可行？”我们遇到这样的情景时，不是直接跟他说“你这样做不行”，而是跟他展开讨论，问他做些什么才会使他的想法成为可能、能够实施，“也许我被某些事情屏蔽了，看不到你所看到的东西，我们讨论一下到底可以做些什么？”

（5）可能性。

在态度上，叙事疗法不是在来访者身上施加规范或者建议，而是邀请来访者与我们一起去探索可能性，一起去探讨怎么做；我们总是在聆听故事中的可能性。这需要孵化，相信总会有更多这样的信念，我们认为每个人的内在都有很多能力和力量是他自己都不知道的，是我们没看到的。我们总是相信，可以从另一个角度来看待一些事情，也就是有不同的视角存在。假如我们用不同的视角去解构的话，总是会有不同的做法。究竟选择什么视角去解构，这就是一个叙事咨询师一定要经历的挣扎，也需要咨询师内在有坚定的信念——与来访者一起创造更多的可能性。

（五）叙事提问

咨询师以更接近经验的方式来提问，如：问题的影响是什么？这个问题让你害怕了吗？让你觉得有希望吗？从小问题开始，然后进行解构，在这个过程中，不断地跟来访者确认问题的影响。

1. 提问的目的

（1）不作预设。

叙事咨询师要学会的一个技术就是如何不假设。每当你有假设时，你就把自己摆回了中心的位置，就不再是去中心的位置。可以通过提问，让来访者更多地假设自己，让他想象自己在什么样的情景中会产生不同，问他愿不愿意多些尝试以让自己有所不同。

（2）形成体验。

叙事提问的时候，我们总是要思考：问题问出去以后，能不能引发来访者更多的体验？我们问出去的问题，能不能引出一个支线故事，让支线多起来，让他的生命变得多元起来？通过问问题，诱发更多人生体验，帮助来访者找到人生的方向。

（3）邀请可能的不同视角。

有时，通过另一双眼睛，一个生命故事就可能被改写：通过不同的关系来看自己，透过关系中的另一方来看自己，会有什么不同？或者将视角转到十年前：十年前的自己是什么样子？我们对那些展现出来访者主观能动性的问题是有偏好的。

（4）促进合作并尊重来访者。

如果我们把自己放在一个合作者的位置上，我们就可以发现那些经历困扰的人，已经创建出那么多去应对困扰的方法和技巧了。活在困扰中的人，才真正知道困扰是什么。他们可能已经创造了很多应对困扰的方法，只是他们自己并不知道。只有咨询师创设一个环境，在其中尊重他们，才能发现支线故事，让他们重新发展支线故事。

（5）缩小问题并发展偏好故事。

要缩小问题以及发展更偏好的支线故事，或者让来访者重新论述一遍自己更偏好的故事。提问是希望引出更多的生命线，有可能这样的提问会使问题变小。

（6）支持个人的能动性。

我们对个人的主动性和创造性感兴趣。所以，我们通过问问题来诱发出这些。用提问来引出来访者展现能动性的方面。如来访者告诉我们，他是一个很珍视友情的人，我们使用更多问题来引发他对友情的珍视的行动。

（7）支持反映偏好身份认同的故事。

来访者偏好哪一部分，我们就跟进这个部分。某种特定的关系（如友谊）会伤害一个人，我们可以跟进其他的友谊："我注意到，尽管你被一段友情伤害，但是依然珍视友情，说明这段友情有什么值得你珍视的部分呢？""你说你尽管被别人骗了，但还是珍视友情。尽管冒着这个被伤害的风险，你仍然珍视友情，这是为什么？是什么支撑着你一直愿意冒风险？"这可以发展出一个很美妙的故事。

（8）促进赋义分享。

我们提问的另外一个目的是促进赋义。听到一个故事，我们先去假设这个故事意味着什么，然后通过提问来探索这个实际意味着什么。所谓故事，就是由一个情节来主导时间的流变而产生的一系列的事件。

2. 提问的过程

（1）把握访谈的节奏，要慢下来。

慢慢地进行访谈有两个作用，第一，能够帮助咨询师去体验，去提出与来访者的问题和困扰相关的问题，而不是说些专家身份的想法；第二，慢慢地进行访谈，好让咨询师可以与来访者同行，而不是进行一个巨大的跳跃，让其他人必须要来追赶。

（2）使用画面、隐喻和来访者的语言来提问。

当我们想要问一些接近来访者经验的问题的时候，其中一个方式是，使用他们的语言，带出一些意象、隐喻等。麦克在工作的早期，他会提出自己的意象、隐喻，他会问："你认为你理应在驾驶员的位置上呢？还是那个问题在驾驶员的位置上？"或者会问："你是不是处于一种被逼迫到角落的生活状态中？"逐渐地，他会使用来访者的语言、意象和隐喻等。

（3）描述故事的提问。

如果来访者所说的内容比较抽象，可以询问如下的问题：

★关于这个，能多告诉我一点吗？

★当你说那个时，你所指的是什么？

★有特定的画面伴随着这个词吗？

★这个想法是怎么来的？

★能告诉我一个有关的经历吗？

注意，预设时应先询问而不是直接预设。阐述预设，然后询问："这样对吗？""是这样吗？"

思考发生在访谈中的较早之前的事，所谓的"小问题"，不一定是要问当下正在讨论的，也可以问："刚才讨论的这个问题，是不是与我们之前讨论过的某件事情相关？"

（4）丰厚故事的提问。

在丰厚一个故事或编写故事时，如何让这个故事延展？可以透过时间来延展故事，进行如下提问：

★这件事你已经想了多久了呢？

★这件事情，我们已经讨论了有一段时间了，你是否察觉到这个改变？

★这件事情或经验的根在哪里？从什么时候开始的？它的历史是怎样的？

（5）建构故事的提问。

在建构的过程中，不是为了维持问题，而是开辟一个空间，在论述中找到空间。

★你认为在这条道路上，还有一些特别的人或者团体吗？

★身为其中的一员或者不是其中的一员，这意味着什么？

★有其他人在这条道路上吗？能够多说一些关于他们的事吗？

★关于这件事，你与你自己的什么部分有了联结？

★这样做是承诺了一些什么？在你的经验中，这样的承诺被传达了吗？

虽然打开包裹和发展故事是有区别的，但是在询问时，这两个方面似乎是同时进行的，例如，问“这个经验是怎么来的？”问他体验时是一个打开包裹的问题，但他的回答可能带来新的故事发展。所以，我们在问问题时虽然带着目的，但出来的结果往往会朝着不同的方向去发展。

后　记

故事仍在继续——愿叙事之树扎根中国

2025乙巳年春节，我一边沉浸在万家灯火、爆竹声声的喜庆气氛中，一边校对这部即将出版的关于叙事疗法的书稿。交稿八个月后，重新校对此书，那些曾经熟悉的文字，如今读来，竟生出几分陌生与新奇，仿佛一位久别重逢的老友，既熟悉又新鲜，既亲切又带着些许审视的距离。重读此书，从字里行间发现新的闪光点，也更能体会到当初写作时的局限与不足。那些曾经引以为傲的段落，如今看来或许略显青涩；而那些曾经犹豫不决的表达，如今却显得格外真诚。

重新校稿的过程，也是一次自我疗愈的旅程。那些曾经困扰我的问题，在叙事的视角下，逐渐显露出不同的样貌。我开始明白，生命的故事从来都不是单一的，而是充满了多重可能。每一次重述，都是一次重新发现，一次意义的重构。书中有些观点，经过时间的沉淀，愈发显得深刻而富有生命力。例如关于“问题外化”的论述，在实践中得到了越来越多的印证，也让我对叙事疗法的核心理念有了更深的理解。而有些章节，则显露出理论的单薄与实践经验的不足，这让我意识到，叙事疗法的探索之路，依然漫长而充满挑战。

在这本书的后记中，我特别想谈一谈叙事疗法的本土化问题。历史从诞生之初，就是一部波澜壮阔的叙事史诗，是人类对自身存在的最深沉的思考。历史叙事是人类文明的重要载体，它记录着我们的过去，也指引着我们的未来。从甲骨文到《史记》，从编年体到年鉴学派，历史叙事的方式在不断演变，但其中蕴含的人文精神始终未变。

司马迁的《史记》将历史叙事推向了一个新的高度。他不仅记录史实，更注重刻画历史人物的精神世界。在《项羽本纪》中，司马迁写道："项王军壁垓下，兵少食尽，汉军及诸侯兵围之数重。夜闻汉军四面皆楚歌，项王乃大惊曰：'汉皆已得楚乎？是何楚人之多也！'"这段描写不仅展现了项羽的末路，更通过"四面楚歌"的细节描述，让读者感受到英雄末路的悲凉。司马迁用文学的笔法写历史，让历史叙事具有了震撼人心的力量。

在完成这本书的最后一章时，我望着窗外正在茁壮成长的翠竹，它让我想起叙事疗法在中国本土化实践的历程：一棵来自异域的树苗，正在中国文化的土壤中扎根生长。叙事疗法作为一种后现代心理治疗理论，自20世纪90年代传入中国以来，经历了从理论引介到实践探索的过程。在这个过程中，我们不断发现：中国文化中蕴含着丰富的叙事智慧。从《史记》的人物传记到民间故事的口耳相传，从《论语》的对话叙事到《红楼梦》的家族叙事，中国人自古就善于通过故事来理解生命、传递价值、建构意义。

我在用叙事疗法实践的过程中，每每感动不已。这些实践让我深深体会到：叙事疗法遇到中国文化，不仅没有水土不服，反而焕发出新的生机。在心理援助中，叙事对话帮助在危机中的人们重建生命故事；在子女的教育中，叙事对话为孩子们打开了表达自我的空间；在家庭治疗中，叙事疗法与中国传统的家庭伦理智慧相互映照，创造出独特的治疗方式。这些实践让我们看到：叙事疗法的本土化不是简单的理论移植，而是要在理解中国文化深层结构的基础上，实现创造性转化。中国传统文化中"天人合一"的思想、"中庸之道"的智慧、"和而不同"的理念，都为叙事疗法的本土化发展提供了丰富的思想资源。

当然，叙事疗法在中国的本土化实践才刚刚开始。我们需要在理论建构、实践模式、研究方法等方面进行更深入的探索。这需要心理学工作者的共同努力，也需要跨学科的精诚合作，更需要与来访者共同创造新的可能性。

我知道，这本书肯定不够完美，但它承载着我对叙事疗法的热爱与执着。它记录了我作为一名心理治疗师的叙事成长轨迹，也见证了我对人性复杂性的敬畏与探索。我深知，叙事疗法的精髓远非一本书所能穷尽，它需要我们每个从业者在实践中不断探索、反思与创新。

我深深感激那些在写作过程中给予我启发与支持的同行者，感激我的研究生们。他们的故事、他们的智慧，早已融入这本书的字里行间。特别要感谢我的来访者们，是他们的故事让这本书有了灵魂，是他们用生命的勇气与韧性，让我见证了叙事疗法的神奇力量。

最后，我想对每一位读者说：感谢你们愿意打开这本书，愿意走进叙事疗法的世界。愿你们在这里找到属于自己的故事，也愿叙事的精神能够照亮你们前行的道路。因为，每个人的故事都值得被倾听，每个人的生命都值得被温柔以待。让我们继续在叙事的世界里相遇，共同编织更多充满希望与可能的人生故事。叙事疗法最迷人的地方，在于它永远向可能性敞开。每个人都是自己生命的专家，而我们治疗师，更像是故事的见证者和共同创作者。这种平等的对话关系，让改变在不知不觉中发生。

故事仍在继续，而我们都是故事的书写者。让我们继续以开放的心态、创新的精神，在这片古老而又充满活力的土地上，书写叙事疗法的新篇章。这本书的完成，不是终点，而是一个新的起点。我期待着更多同行加入叙事疗法的实践，也期待着看到更多生命故事在这里绽放。

谨以此书献给所有在叙事疗法本土化道路上探索前行的同行们！

赵静波

2025 年 2 月 9 日